近代名医医著丛书

存存斋

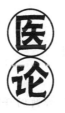

医论

赵晴初 著

沈钦荣 点校

中国中医药出版社

·北京·

图书在版编目（CIP）数据

存存斋医论 /(清) 赵晴初著；沈钦荣点校 .—北京：
中国中医药出版社 ,2019.3（2024.7 重印）
（近代名医医著丛书）
ISBN 978–7–5132–5480–9

Ⅰ . ①存… Ⅱ . ①赵… ②沈… Ⅲ . ①医论 – 中国 – 清代
Ⅳ . ① R2–53

中国版本图书馆 CIP 数据核字 (2019) 第 027840 号

中国中医药出版社出版

北京经济技术开发区科创十三街 31 号院二区 8 号楼
邮政编码 100176
传真 010-64405721
北京盛通印刷股份有限公司印刷
各地新华书店经销

开本 880×1230 1/32 印张 4.5 字数 97 千字
2019 年 3 月第 1 版 2024 年 7 月第 2 次印刷
书号 ISBN 978-7-5132-5480-9

定价 29.00 元
网址 www.cptcm.com

服 务 热 线 010–64405510
购 书 热 线 010–89535836
维 权 打 假 010–64405753

微信服务号 **zgzyycbs**
微商城网址 **https://kdt.im/LIdUGr**
官 方 微 博 **http://e.weibo.com/cptcm**
天猫旗舰店网址 **https://zgzyycbs.tmall.com**

如有印装质量问题请与本社出版部联系（010-64405510）

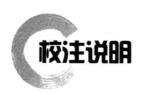

校注说明

本书为赵晴初所著。赵氏名彦晖，自号存存老人、寿补老人，又号昧根，生于1823年，卒于1895年，浙江绍兴人，清末医家，与凌嘉六、马培之相交甚厚，所撰《存存斋医话》享誉医坛。据民国十三年《浙江通志稿·方技》记载，赵氏尚有多种手稿遗世。《存存斋医论》为其尚未记载的另一遗稿。

《存存斋医论》为赵氏晚年所撰，内容涉及内、儿、妇科疾病，以及温病（疫）、五官、痔等杂症，辨证细，选方精，既叙先贤经验，又授本人心悟，述中有论，简明实用，与《存存斋医话》堪称双璧。

本书为赵氏课徒之作的手稿，由其后人赵晴孙整理而成，原著目录后有"是册为先君子所著，散帙未订成本。民国五年岁次丙辰中秋前三日，养愫主人赵士琪晴孙甫识"字样。由于未经作者最后审定，在编排体例上略嫌不够精当，其中所引经文、前人所述及方剂的组成，难免有错漏处。为保持其原貌，此次对全书文字未做改动，只做标逗。目录重新提取。

本书据陆晓东医师抄本标点，无法辨认者，以缺字符号"□"代之。

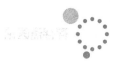

目录

风 温

风温者，风为天之阳气，温乃化热之邪，两阳熏灼，先伤上焦。必头胀、汗出、身热、咳嗽四症，俱然并见，当与辛凉清解，大忌辛温劫散。此症如骤变则为痉厥，缓变则成虚劳。有右寸浮洪、头汗、身痛、热闷不饥，当遵三焦之论；是手三阴治法，若认六经，误投表散，泄阳气，劫胃津，则变症蜂起矣。况有温邪忌汗之律、劫津之戒，当与杏蒌开降合葱豉。或脉至洪数，热渐入内郁，口渴，懊侬，栀豉合凉膈散，加杏仁、枳壳、黄芩、桑叶、连翘、甘草、蒌皮、桔梗、贝母、牛蒡、花粉。再大渴引饮，一便结涩，脉至数大，加石膏。

或日久风湿热伏，伤及阴分，口燥心烦，日轻夜重，脉至虚数无力，因发散而至者，劫烁胃津，太阴无肃化之权，救逆当用复脉散（生地、阿胶、蔗汁、芦根、麦冬、白芍、炙甘草、玉竹）。因过用苦寒太过，损伤胃口，阳明顿失循序之司，挽转必与建中。病后津亏骨楚，调以和补，归芪参麦散（当归、人参、黄芪、麦冬）加玉竹、鲜地。

此风温，当切记头胀、汗出、身热、咳嗽四症全现，再记用药轻清开降、葱豉、凉膈之三法，因发散伤津之复脉，过寒伤胃之建中，两因救逆之治，勿得忘也。

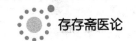

湿　温

湿温者，湿中有热也。症见热蒸汗多，头胀自痛，溺涩不饮，面黄色滞，脉来洪缓。正如《内经》云：伤于湿者，首如裹。湿家多汗，虽汗不解。若投发汗，汗之变痉，当使湿走气自和耳。用芳香通神、淡渗宣窍，先治上焦肺阻，用叶天士杏蒌开降法（苦杏仁泥、山栀、枳壳、豆豉、川郁金、土瓜蒌皮、桔梗、炙杷叶、冬葵子）。或如呃逆，咽痛，鼻衄，普济消毒饮（黄连、马勃、元参、连翘、柴胡、桔梗、薄荷、黄芩、板蓝根、牛蒡、升麻、陈皮、僵蚕、甘草）、六一散（滑石、甘草）、千金苇茎汤（活水芦根、桃仁、生苡仁、冬瓜子），佐入猪苓、茯苓皮、大腹皮、竹心、通草可矣。入心包，则神昏肢冷，至宝丹一粒，泻心汤（川连、黄芩、人参、干姜、半夏、甘草、大枣）、犀角地黄汤（犀角、玄参心、竹叶心、石菖蒲、鲜生地、连翘、金银花、野赤豆皮）二汤合参，送至宝丹可也。

或有脉濡，头胀，舌白，不渴，腹胀胸闷，大便不爽，小水清利，此内外洵无热象，是吸受秽气，由募原分布三焦，又当与藿香正气散（藿香、紫苏、白芷、半夏、甘草、大腹皮、厚朴、桔梗、白术、云苓、陈皮、茵陈）、太无神术散（苍术、陈皮、藿香、厚朴、菖蒲、甘草）合五苓散（猪苓、泽泻、桂枝、白术、赤苓）、白术胃苓汤（苍术、陈皮、猪苓、泽泻、桂、厚朴、甘草、赤苓、於术）。

此湿温，凡寒热用药，必兼利水，方不乱矣。

温　热

经云：冬不藏精，春必病温。盖烦劳多欲之人，阴精久耗必矣，入春里气大泄，木火内燃，强阳无制，燔燎之势，直从里发。初病必有壮热烦冤，口干舌燥益见也。再者，在内之温邪欲发，在外之寒邪又加，两因相凑，杏蒌开降合葱豉，最为捷径，表分可以肃清。若失治，因循变症，岂止一端，宜遵刘河间三焦立法，断不可以论六经伤寒，用足经之方矣。

先论上焦，头痛渴饮，胸满喘逆，便溺不爽，药宜轻清开降法（杏仁、蒌皮、枳壳、黄芩、桑叶、橘红、山栀、苏梗、郁金、枯梗、贝母、连翘、薄荷、豆豉）。热甚，加鲜生地、黄芩、知母、花粉、苇茎汤。口干津伤，口糜，用六一散、花粉、麦冬、竹心、知母、钗斛、梨皮，此即仲景谓阴气先伤，阳气独发，以甘寒息邪是也。或骨痛寒热痞满，邪及募原，布散营卫，桂枝白虎汤（桂枝、知母、粳米、石膏、甘草）。或烦热大渴，不饥不寐，竹叶石膏汤（竹叶、人参、甘草、粳米、石膏、麦冬、半夏）加鲜生地、地骨皮。

以上六症六法，皆治上焦肺经一门也。而上焦愈后，肺胃津伤，调理用清燥救肺汤（霜桑叶、胡麻仁、阿胶、石膏、甘草、枇杷叶、麦冬、杏仁、人参）加竹叶、蔗汁、梨肉之治是也。

有治上焦肺经气分不应，渐次必入中焦心经血分矣，脉至数大，心热烦闷，喉燥舌黑，不寐，微痉而夜剧，用玉女煎（生地、知母、石膏、麦冬、牛膝）、犀角地黄汤（犀角、生地、赤芍、丹皮、生甘草、淡竹叶），痰多加陈胆星、石菖蒲。若热邪逆入胆中，则神迷呓语痰潮，目瞑舌缩，黑窍已闭，须藉芳香，至宝丹、紫雪丹。

或中焦热邪不立，入于少阴，症见舌赤微渴，喘促自利，溲数，晡热神昏，目无睛光，汗多呓语，脉左数右缓，此阳根不固，阴液渐涸，当仿刘河间浊药轻投，地黄饮子（熟地、苁蓉、远志、石斛、五味子、云苓）、三才汤（天冬、熟地、人参）加金箔煎五六沸，即服，名饮子煎法是也。晚服周少川牛黄丸一粒。

少阴不立，竟入厥阴，症见面色枯槁，形象畏冷，心中热灼，舌燥龈血，小解掣痛，欲寐昏沉，午间烦躁，有舌卷囊缩之变，用仲景复脉合黄连阿胶汤，蔗汁煎药。此温热记明三焦，见症用药，治以甘寒，无香燥劫阴、耗液助热之理，则有权据矣。

或有兼证，喉颈颐肿，热毒上壅，用东垣普济消毒饮（杏仁、山栀、牛蒡、马勃、花粉、金银花露、蒌皮、夏枯草、连翘、射干、滑石、白金汁）。有因误下结胸，泻心汤。有夜发热，热过无汗，治在血分，用清骨散（生鳖甲、细生地、知母、地骨皮、青蒿、竹叶）。有日夜烦躁，气血两燔，景岳玉女煎（熟地、知母、石膏、麦冬、牛膝）。劳伤脉虚大无力，症无阳象，营卫胃阳虚者，用生芪桂枝汤（生黄芪、桂枝、白芍、甘草，加牡蛎）此无阳象之治。有病后不饥不食，先与栀豉汤（山栀、豆豉）、温胆汤（橘红、茯苓、竹茹、半夏、甘草、姜汁）加佩兰叶、黑豆皮、糯稻根须；继与生脉散（北沙参、麦冬）加养胃阴药，即养肺药，是肺胃同一治也。其上、中、下与兼症了了胸中，浅深用药，即定眼目。

春温辛凉透表法：温热病初起，发热头昏，口燥肢软，脉浮滑，舌淡微苔等症。苏梗、薄荷、杏仁、桑叶、桔梗、橘红、黄芩、通草。夹暑湿加滑石、香薷；咽喉不利，加大力子。

芳香解秽法：温热邪从口鼻入，初起发热头昏，口燥腰软，呕恶胸满，脉浮滑，舌微白苔而兼淡黄等症。淡香豉、苏梗、藿香、薄荷、郁金、橘红、桔梗、通草。加减同上，引姜汁。

清里保津法：温邪伤卫，而将伤营，壮热头眩，口渴心烦，脉数，舌苔黄白等症。葛根、薄荷、连翘、花粉、黄芩、牛蒡子、桔梗、橘红、通草，引淡竹叶、竹肉。无汗，加苏叶、淡豆豉；兼暑湿，加滑石、绿豆皮；呕恶，加芦根、姜汁。

分泻三焦法：温邪漫延三焦气分，时热时退，头眩耳鸣，目眦痛，烦渴胸满，脉弦数，舌黄白而干等症。桑叶、薄荷、橘红、花粉、枳壳、郁金、蒌皮、连翘、茯苓、猪苓，引淡竹叶。无汗，加苏梗、香豉；呕吐，加半夏、姜汁；暑湿，加绿豆皮、滑石。

泄卫透营法：温邪已伤营，壮热烦渴，筋骨酸痛，寝不能寐，脉洪数，舌绛苔黄而燥等症。连翘、花粉、知母、黄芩、山栀、白薇、丹皮、赤芍、郁金、橘红、银花，加梨汁。呕，加芦根；昏愦，加犀角、菖蒲；口苦、耳鸣，加柴胡。

凉膈泻心法：温邪入心包，热渴，昏谵狂乱，或舌短语涩，口鼻失血，或昏愦而不知渴，脉洪疾促，舌紫苔黄或有断纹芒刺等症。黄芩、黄连、生地、丹皮、石膏、知母、元参、黑栀、羚角、木通、金汁，引加竹叶心。虚者，加人参；口鼻失血，加犀角；重者，加大青；内陷络闭，痉厥瘛疭，加至宝丹。热入心包，清窍闭锢，火旺则水衰，故用苦寒之味，泻阳救阴也。

涤腑解毒法：治温热邪入胃腑，热渴，腹满，便秘，或发狂，斑黄，肢厥，脉洪疾有力，舌焦，或有断纹、芒刺等症。黄芩、黄连、黄柏、石膏、黑栀、木通、大黄、金汁（如无，用人中黄代）。痞胀，加槟榔；发狂，加吞苦参丸；发狂失血，加生地、犀角、桃仁；发黄，加茵陈。胃属土，汗出，热甚液干，故便秘；水不制火，故狂乱；热郁于中，而溢于表，故发黄；热蕴胃腑，透入营中，故发斑；不急下之，则阴水涸矣。病势未急，不可轻投；病势正急，切勿姑息。

表里双解法：治温热邪自内出，初起寒战发热，头痛昏眩，烦渴痞满，脉实数，苔黄或白如积粉、边绛等症。苏叶、杏仁、薄荷、香豉、连翘、花粉、甘草、橘皮、桔梗、猪苓、通草。呕恶，加姜汁；兼暑湿，加滑石、绿豆、香薷；咽喉不利，加牛蒡子。

清腑润燥法：治温热病邪从膜原入胃，壮热头眩，烦渴痞满，喜冷恶热，脉滑数，舌苔黄燥症。黄芩、知母、连翘、花粉、黑栀、赤芍、犀角、枳壳、香豉、郁金，引加梨汁、蔗浆。呕恶，加芦根、姜汁；大渴，加石膏；兼暑湿，加益元散、绿豆皮；神愦，加白薇、银花、菖蒲。

泻阳救阴法：治温热病邪入腑结实，热渴，痞满，便秘，狂妄，或斑黄，肢厥，脉洪疾有力，舌黑芒刺等症。黄芩、黄连、黄柏、石膏、大黄、枳壳、厚朴、黑栀、木通、犀角、金汁（如无，用人中黄代）。大便燥结，加玄明粉；狂乱，兼吞苦参丸；发斑、失血，加生地、桃仁；内陷昏闭，瘈疭，加紫宝丹。

和阴清燥法：温热下后，病仍未衰，壮热，神昏，烦渴，脉急，舌焦等症。生地、元参、洋参、知母、麦冬、连翘、黄芩、芍药、黑栀、甘草、寒水石，引桂圆、大枣。热甚昏乱，鼻扇，加川连、犀角、黄柏。

苦泄宣通法：治温热邪并中焦，胸膈痞满，懊憹干恶，脉沉实数，舌苔黄褐等症。厚朴、枳壳、橘皮、半夏、蒌仁、连翘、黄芩、郁金、赤苓、甘草，引加芦根、姜汁。燥热，加黄连；烦渴，加花粉、知母；腹胀，加大黄、槟榔；呃逆，加柿蒂、刀豆子。伤寒必大便燥结，方可任投；温热则不然，但中有湿邪，便必不结。故见痞满腹胀，即当下，盖下其热，非攻其结也。

清中固脱法：治温热邪迫下利，烦躁不安，垢秽无度，甚见脓血，脉沉数，舌苔焦黄等症。黄连、阿胶、黄芩、黄柏、黑栀、人参、茯苓、白芍、甘草，引大枣、莲子。久痢脓血，加白头翁、地榆、乌梅；甚者，加禹余粮、赤石脂。

扶胃透汗法：治温热病体虚，不能战汗，形倦，脉濡等症。人参（多寡酌用）另炖，冲药服。

养阴扶正法：治温热病久正虚，余邪未清，或病愈而神犹昏，或神清而热不退，虚烦盗汗，脉数无力，舌浊未净等症。地黄、阿胶、人参、麦冬、五味、当归、白芍、玉竹、茯神、丹皮、女贞，引竹叶、鸡子黄。神惯，加郁金、远志、柏子仁；潮热，虚烦，加鳖甲、青蒿、料豆。

荷蜜饮：退热如神。荷叶露一杯，蜜汁三匙，绿豆一两。绿豆煎汤，入露蜜内，温服。

暑

天之暑热一动，地中湿浊自腾。人在蒸淫热迫之中，则邪从口鼻吸入，阻于气分，上焦清肃不行，输化之机失度，而水谷精微亦蕴结为湿，故暑必夹湿，即此义耳。当遵河间三焦立法，须认明暑热湿，何者为重；再究气分血分，何者为病也。先论暑伤气分，上焦闭郁，下脘不通，不饥不食，大小便结，皆气分之阻。脉虚，身热汗出，如天地不交，若否卦之义，然暑乃无形无质，用药当与轻清开降法：杏仁泥、贝母、山栀、蒌皮、郁金、豆豉、桔梗，加天水散（滑石、甘草），佐西瓜翠衣、苡仁米、大豆黄卷、白通草、绿豆汤三四杯，和益元散（滑石、朱砂、生甘草）。咽痛，加薄荷、马兜铃、射干；烦渴，加石膏、桑叶、荷叶边、连翘、竹茹；中痞不运，消暑丸（半夏、茯苓、甘草、姜汁糊丸），或郁、菖、蔻、朴加川连泻心汤（川连、黄芩、干姜、半夏）；痰多胸闷，加橘红、蔻仁、半夏、厚朴；喘呕，千金苇茎汤（芦根、苡米、桃仁、丝瓜子）合葶苈大枣。或脉虚，身热，无汗，香薷饮（香薷、扁豆皮、甘草、木瓜、云苓）佐杏仁、丝瓜叶、竹叶心、郁金汁、草蔻、冬瓜皮、白通草、天水散。此治上焦肺经之暑也。

如入中焦，暑逼营分，则舌赤、消渴、不寐、小水不利，玉女煎（生地、知母、牛膝、石膏、麦冬）、犀角地黄汤（犀角、丹皮、生地，赤芍，加玄参心、竹心、连翘心、银花、川连、菖蒲）。如神昏、舌缩，有内闭外脱之虑，用至宝丹一粒、紫雪

暑

丹五分、牛黄丸五分，灯心、竹心汤下。此治暑入中焦心营之法也。

至暑邪深入厥阴，症见舌灰而蜷，耳聋囊缩，以温行寒性，质从开下，河间甘露饮（石膏、滑石、寒水石、茯苓、白术、猪苓、泽泻、桂）加犀角、白金汁、炒黄竹茹、鲜生地、白通草、金银花露。此治下焦暑陷之法也。

以上三焦正治。

或兼证，如外则贪凉，内如生冷，呕吐，肢冷，烦躁，清浊交乱，攻补难施，用来复丹一钱五分。如身痛烦渴，脉洪便涩，此暑邪沉混，苍术白虎。如日夜烦躁，气血两燔，玉女煎。老人、产后，面垢脉乱，大热无汗，此属中暑，人参白虎。如吐蛔，寒热，下利血水，麻痹，消渴，用酸苦泄热，安胃丸。

张司农谓暑邪入肝必麻木，入肾为消渴，用清阴分转正祛邪，小生地、人参、川芎、阿胶、麦冬、乌梅。有暑邪寒热，舌白，不渴，藿香正气、清暑益气（东垣方，人参、白术、麦冬、当归、陈皮、黄柏、升麻、黄芪、炙甘、五味、青皮、神曲、泽泻、葛根）。兼吐血者，名暑瘵重症，用瓜翠、滑石、苡米、荷叶汁、杏仁、竹心。

此暑邪分三焦、气分、血分、虚实、寒热，必兼利水，则不错矣。

伏暑夹湿，秋后晚发，暑熏化燥，湿沉变泻，寒热不明，当宗河间三焦论治。

湿

湿者，地中浊气升而伤人也。若湿治变化，则有肿胀、黄疸、泄泻、淋闭、痰饮、久疟矣。考其受病，或从肌躯筋骨外受，或因生冷脏腑内生，以分上中下三焦，又分寒温之治也。历观治法，若阻上焦，脉必软缓，舌白头胀。《内经·病能篇》云：伤于湿者，首如裹。不食不饥，湿阻气也。便溺不爽，是肺与膀胱通气化，又膀胱为州都之官，生化则能出矣。今肺气湿阻，清肃不降，下焦不行。又云湿走气得和耳。当与天水散（滑石、生甘）加杏仁、苏子、蒌皮、郁金、藿香、半夏、云苓、苡米、泽泻、通草。脉洪，口渴作燥，加荷叶、芦根。是开肺气以舒郁，通膀胱用淡渗，即启上闸、开支河，导水势下行之湿，此治上焦之湿郁也。

若脾阳不运，生冷内湿，脉来软缓，面黄饱胀，溺清便溏，口舌必腻，不饥不渴，当用胃苓汤（苍术、陈皮、猪苓、泽泻、桂、厚朴、甘草、赤苓、於术）、五苓散（猪苓、泽泻、桂、茯苓、白术）、茵陈四逆汤（茵陈、附子、干姜、炙甘）、理中汤（干姜、甘草、白术）加五苓、加附冷香丸、苓半蔻朴（厚朴、草蔻、半夏、茯苓）、缩脾饮（砂仁、陈皮、甘草、益智、木瓜）、小温中丸、来复丹等。虚者用六君子加五苓，是即温运之、淡渗之，亦犹低洼湿处，必得烈日以爆之，刚燥之土以培之，开沟渠以泄之耳。若久湿化热而踞中土者，脉必洪缓，口燥或口涩者，乃脾燥湿胜也。溺赤，胸痞，腹胀，用茵陈五苓散、河间甘露饮、泻心汤。或身痛而湿注者，湿家多汗，虽汗亦不解，若投发汗，汗之变痉，喻嘉言有湿家忌汗之戒。寒湿者，脉必沉细，二便清通，用苍术桂枝汤加淡渗；湿热者，脉必洪数，溺涩口燥，桂枝白虎汤、木防己汤（木防己、石膏、桂枝、云苓）。

大凡治湿者，以苦辛寒治湿热，以苦辛温治寒湿，佐以淡渗，或加风药，甘酸腻浊，概不取用。间有阴亏湿注于下者，用黑地黄丸（熟地、苍术、五味、干姜）；阳虚湿注于下者，石刻安肾丸（附子、川乌、巴戟、破故纸、赤石脂、远志、茯神、茯苓、苍术、山茱萸、川楝、肉桂、川椒、菟丝、杜仲、胡芦巴、石斛、韭子、小茴、苁蓉、柏子仁、鹿茸、青盐、山药）。

此治湿之略，不为不具矣。

霍 乱

霍乱吐泻，口渴欲饮，头痛身热，仲景主以五苓散（猪苓、茯苓、泽泻、白术、桂枝）。若暑火炽盛者，宜白虎汤（石膏、知母、甘草、粳米），粳米宜用陈仓者，虚者加人参。虚而暑邪深入者，竹叶石膏汤（竹叶、石膏、麦冬、人参、半夏、甘草、粳米），热极似冷者，地浆水。体虚伏热，黄芩加半夏汤（黄芩、芍药、甘草、半夏、生姜、大枣）。热郁宜泄，栀豉汤（栀子、香豉），性及中和。转筋入腹，鸡矢白散（鸡矢白，雄鸡矢乃有白，腊月收干之）。干霍乱发斑，葱豉汤（葱白、香豉）。霍乱烦闷，芦根汤（芦根、麦冬）。霍乱不得吐泻，冷汗欲绝，用盐一撮入刀上，用火炙透，和以热童便服，或用新汲水和服亦可。暑热霍乱，圣方桂枝甘露饮（茯苓、肉桂、猪苓、泽泻、白术、甘草、滑石、石膏、凝水石）。转筋，火邪内炽，左金丸（黄连、吴茱萸）。夏月受风凉，有表证之湿，香薷饮（香薷、厚朴、扁豆）。感风寒而内停生冷，水土不服，藿香正气散（藿香、桔梗、紫苏、白芷、厚朴、半夏、茯苓、陈皮、甘草、苍术）。湿热内伏，外冒风凉，六和汤（香薷、砂仁、藿香、人参、甘草、扁豆、厚朴、木瓜、杏仁、赤苓、半夏）。湿热内甚，平胃散（苍术、厚朴、橘红、甘草）加木瓜。

治转筋霍乱，新汲水是转筋救急良方。冷饮之外，以一盆盛水浸两足，忌食热物。阴阳水为升清降浊妙剂。新汲水、百沸汤各半和服。又方用扁豆叶绞汁。又有用丝瓜叶一片，白霜梅肉一钱，并核中仁，用新汲水调服。胸闷溺涩而渴者，四苓散（茯苓、猪苓、泽泻、陈皮）。干霍乱腹痛，骤发赤斑，茺蔚汤（益母草浓煎，少投蜜，放温，恣服取效），或加生莱菔汁半杯。他若暑秽挟湿，恶寒肢冷，宜燃照汤（草果仁、淡豆豉、炒山栀、省头草、制厚朴、醋炒半夏、酒黄芩、滑石）。淫热内伏，兼行宿食，涤痰涎，宜连朴饮（川连一钱，厚朴二钱，醋炒半夏一钱，石菖蒲一钱，淡豆豉三钱，炒山栀三钱）。身热口渴，及热邪内伏，身冷脉沉，发呃，宜驾轻汤（鲜竹叶、淡豆豉、炒山栀、冬桑叶、金石斛、生扁豆、陈木瓜、省头草）。治咽干舌燥，津液不复，小水短赤，致和汤（北沙参、枇杷叶去毛、鲜竹叶、生甘草、生扁豆、陈木瓜、金石斛、麦冬、陈仓米）。

霍乱吐利，转筋腹痛，口渴烦躁，宜蚕矢汤（晚蚕砂、木瓜、生苡仁、大豆黄、川连、醋炒半夏、酒炒黄芩、通草、吴茱萸、炒山栀，加阴阳水煎，徐服）。其余六一散、藕汁、扁豆散为末，少醋，冷水和服。木瓜汤饮，又浸青布裹腓，或加桑叶七片，皆是症之攸赖，当选择而无差。

若寒证不渴，又当别论，理中或与五苓合（名理苓汤）。寒之甚者，附子增，附子理中汤。四肢拘急，小便利，脉微绝，无头痛口渴，汤从四逆法。前人寒霍乱后，身犹痛，汤方惟主桂枝名（桂枝、芍药、甘草、生姜、大枣）。愈后肢拘急，脉微欲绝，通脉四逆汤（干姜、甘草、附子、猪胆汁和入）。倘虚寒挟湿，吐利，用厚朴、生姜、半夏、甘草、人参。至少阴吐利，厥逆烦躁，厥阴寒犯阳明，食谷即呕，宜吴茱萸、人参、生姜、大枣。暴泻如水，汗多身冷，少气，脉沉或脱，用浆水散（桂枝、干姜、附子、甘草、良姜，地浆水煎服）。水谷不分，脉沉紧，袭凉，阴寒抑遏阳气，宜大顺散（甘草、干姜、杏仁、桂枝）。抑或脉来沉细，或见弦紧，无汗恶寒，面如□甋，四肢厥逆，阳气大虚，冷香饮子（附子、陈皮、甘草、草果、生姜）。如七情郁结，寒食停滞，宜七香饮（乌梅、香附、枳壳、厚朴、木香、陈皮、紫苏）。如寒湿凝滞脉络，腹痛，宜神香饮（丁香七粒、白豆蔻七粒）。

外治之法：烧酒□处摩之；□盐炒热擦之；极咸盐汤渍之；棉絮煮酒裹之；青布煮醋扎脚膝之。男子阳抗之，女子乳揪之。委中穴温水拍之、利之；肩臂背香油刮之；大小腹食盐擦之。阴寒症则盐填脐上，盖蒜安艾灸之，或葱白大握，熨斗熨之。

霍乱用药论

霍乱症者，吐泻转筋，腹痛肢冷，俗名发痧。生死之分，在于顷刻。多则一昼夜，少则四五时。其治，明仲圣《伤寒》《金匮》与各家医书，略知医道者，无不知之。但所载之论辨方法，虽已详备，而未及此症转变之次序，以致用药者心摇目眩，动手便错，不分可治不可治，同归泉下，岂不悲哉！闻悉浙杭等处，近有霍乱之症，因将此症得病之由，转变之序，用药之法，举其大略，俾得家喻户晓。设遇此症，心有把握，不致手忙脚乱，无益于事，而叹为不治之症也。

按霍乱一症，长夏最多，其始暑湿秽浊之邪，杂感积受，阻塞中宫，清阳不升，浊阴不降，阴阳淆乱，腹痛吐泻之患遂作，此炎暑郁蒸，云行雨弛之象，倘其人正多邪少，则雨过晴明，原可不药而愈。设或邪实正虚，虽吐不愈，虽泻不瘳，吐多则阳伤于上，泻多则阴伤于下，兼以暑邪伤气，汗出不休，一身阳气阴液，悉随汗、吐、泻三者，销亡殆尽。气亡液涸，湿转为燥，而喘渴、音哑之症乃作，此热极生风，飚忽起之象也。湿即化燥，燥即化寒，遂见脉伏肢冷诸症，凉秋九月，转眼隆冬也。初起胸中饱闷，四体不舒，此暑湿秽浊，吸受口鼻，满布三焦，为吐泻之先兆，当用藿香正气散法，重用厚朴、槟榔升清降浊，以遏乱萌，乃未吐未泻之治法也。

其大吐大泻者，湿淫为病，泻心汤合五苓散；兼转筋者，加防己、木瓜，外用辣蓼草煎汤揉洗。倘或不愈，则必大汗出，汗出既多，则必喘渴思饮，声音渐哑，汗出则元虚，渴饮则阴亡，音哑则金散，皆湿化为燥之象，此时当用生脉散法救金敛阴，而方中之参须用壹条参，分两之轻重至少一钱，以之扶元气也。若转为脉伏肢冷，则燥已化寒，此时九死一生，非大剂参、附不可，风严雪冽中一点阳和，庶几可转生机耳。初则黄梅天气蒸闷异常，吐泻，则长夏六月大雨滂沱，继则雨过之后，西风一起，湿反化燥，即是秋凉时候，终乃闭塞成冬，元阳将绝，参附回阳，即冬至阳生春又来之意。一昼夜而四时已备，天运已周，转变虽速，自有次序，但恐定方之后，不及煎药，而病已转变，服之无益耳。要之邪气少，则邪随吐泻而去，正气依然无恙，不服药亦能自愈。邪正相等，则邪去正伤，五生五死。邪实正虚，则邪未尽，而元气失尽，无可生之理也。吐泻有汗者，最忌香薷及各种香窜之痧药，此时窍已大开，虽欲闭之而不能，况更用香窜之品以开之乎！盖痧药为中暑、中秽、窍闭、昏迷而设，非为吐泻有汗、窍开元泄之症设也。胸中气闷，未吐未泻者，可以用之。干霍乱亦可用之。即吐即泻，则邪气已有出路，用之徒伤正气，是以断不可用也。

又有腹中绞痛，欲吐不能吐，欲泻不能泻，俗名绞肠痧，医家谓之干霍乱。此症乃腹有伏阴，阳为阴遏，上下隔绝，表里不通，当急驱阴浊以通阳气，泻心汤加炒黑川椒四十粒，熟附子、槟榔、厚朴均可加入。或用附子理中汤、局方大顺散，总以温通为要务也。

急治之法，有以童便、热盐探吐者，通则不痛之意也。盖霍乱之吐泻有汗者，为脱证；干霍乱之腹中绞痛、不吐不泻者，为闭证。知其为脱为闭，则治法不致淆惑矣。针刺一法，取效甚神，为害亦速。干霍乱者，可以用针法，但不可使无知剃头匠针刺致害耳。前月《申报》中程君蔼如辩之已详，故不再赘。

剥：霍乱症吐泻大汗，阴邪僭乱，孤阳欲脱之象。

复：霍乱症脉伏肢冷，用参附大剂，一阳来复之象。

颐：夏令腹有伏阴，发为干霍乱之象。

既济：干霍乱伏阴解散，阳气得通，阴阳和平之象。

燥

　　燥者，因少津液而干涩，或因天干久旱，劫伤肺胃之阴，或眼红、龈胀、咽痛，燥火上郁，甘桔汤（甘草、桔梗、山栀、薄荷、连翘、绿豆）。右脉数大，口渴便涩，喻嘉言清燥救肺汤（霜桑叶、胡麻仁、阿胶、石膏、甘草、枇杷叶、麦冬、杏仁、人参）、金匮麦门冬汤（麦冬、半夏、南枣、人参、甘草、粳米）加养肺胃之阴法（北沙参、白芍、百合、大麦冬、钗斛、扁豆、叭哒杏、白蜜、天花粉、牛乳、蔗汁、鲜莲子、玉竹、贝母、阿胶、柿霜、苡仁、白及、晚米、鸡子清、人乳、梨汁、云苓、燕窝）、养胃阴之品（瓜蒌、木瓜、大麦冬、省头草、刀豆、粳米），与前养肺阴合参，肺胃同一治，此治上焦燥金之燥也。

　　或心烦舌腐，左寸洪数而燥者，用天王补心丹（人参、丹参、茯神、麦冬、枣仁、元参、生地、天冬、柏子仁、当归、远志、辰砂、五味、桔梗、菖蒲）、孔圣枕中丹（龟板、远志、龙骨、菖蒲）外，用牛乳一杯，每早空心服，此治中焦心经之燥也。再上燥治肺，下燥治肾，胃气不能下行，肠中传导失司，大便艰难，遵《内经》六腑以通为用也，五仁丸（桃仁、麻仁、柏子仁、松子仁、郁李仁、冬葵子）、琼玉膏（地黄、人参、茯苓、白蜜）、通幽汤（当归、熟地、红花、生地、桃仁、升麻、甘草）或加大黄，加人乳、牛乳、梨肉、白蜜，此治下焦之燥也。若三焦见燥，复脉汤。此症失治，延成喘咳、痿厥、三消、噎膈。由此观之，岂能不究于此心者耶？

瘟 疫

疫在天，如春应温而反寒，夏应热而反凉，秋应凉而反热，冬应寒而反温，非其时而有其气，人自受之，或为头痛、发热、发颐、颈肿、咳嗽、大头天行之类，斯在天之疫，从经络而入也。

若非一人病，染入一室及一乡，及阖邑，乃病秽传染，致憎寒壮热，胸膈满闷，口吐黄涎，与天无涉，乃在人以气相成之疫，从口鼻而入也。

斯疫为秽浊之气，古人采兰草，袭芳香，重涤秽也。非伤寒治六经，此症必遵又可、嘉言，专究三焦。先论在天之疫，从经络而入，宜分寒热。辛温者，如达原饮（厚朴、草果、槟榔、苏梗、柴胡、苍术），兼食合导滞，痰多加二陈，风寒佐羌、独、杏、前。和解法宜小柴胡汤（柴胡、赤芍、黄芩、甘草）、柴葛解肌汤、葱豉汤，其泻心加蒌皮、郁金、桔梗、贝母、枳壳、山栀，视其脉证用之。辛凉者，普济消毒饮（川连、元参、黄芩、连翘、牛蒡、板蓝根、薄荷、陈皮、升麻、桔梗、马勃、僵蚕、甘草、柴胡之类）。从经络而入，仍从经络出也。

在人之疫，从口鼻而入，宜用芳香之药以解秽。辛温者，藿香正气散（藿香、苏梗、茯苓、白芷、大腹皮、白术、陈皮、厚朴、甘草、半夏、桔梗）、太无神术散（苍术、陈皮、藿香、厚朴、甘草、石菖蒲）、五苓（猪苓、泽泻、桂、茯苓、白术）。辛凉者，普济消毒饮子、凉膈散、连翘、薄荷、黄芩、竹叶、山

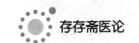

栀、桔梗、甘草之类，从口鼻入，仍从口鼻出也。

至经络、口鼻所受之邪，传入脏腑，渐至潮热谵语，腹满胀痛，舌苔腐酱，是为毒气归内，非疏通肠胃，无由不解，其毒法当下之，三承气选用。至大便自行者，则清之，下后而余热不尽，亦清之。令脏腑之邪，从大便出也。夫发散、解秽、清中、攻下共四法，何谓五法？邪之所凑，气体必虚，须以补法驾驭其间，气虚补气，血虚补血，如参苏饮、人参白虎汤、人参败毒饮、四顺清凉饮、黄龙汤，俱用人参、当归，加以补法，始能收效万全矣。

先论上焦，为喉哑口糜，用凉膈散、消毒饮，佐入芳香（犀角、郁金、金汁、羚羊、银花露、石菖蒲）。

若传中焦，逆入胆中，为神昏舌绛，喉痛丹疹，犀角地黄汤、至宝丹，仍照前加芳香。

若入下焦，舌黑目红，鼻煤口焦，神昏便阻，三黄石膏、三承气，两汤摘用，产后、老人、虚怯者，黄龙汤。

其虾蟆瘟、葡萄疫、疙瘩瘟、大头天行之类，名虽异，而治法同。瘟疫证治法者，总不越乎三焦。或兼症变幻多端，而务在临时脉证，用药稳当，方允妥善。前景岳、嘉言之论，遵之有迷邪留患，宗吴又可恐邪去正伤，惟在临证权衡，不夭人殃，方为司命矣夫。

斑　痧　疹　瘰

斑者，因伤寒门、瘟疫症，皆因治法前寒门已细及矣。兹论平人由于风湿热之因，而致邪蕴胃经，未得宣解而发也。或见大小红片不一，脉浮无热象，法当升托，荆防败毒散（荆芥、白芷、僵蚕、羌活、苏梗、防风、桔梗、蝉蜕、赤芍、牛蒡、云苓、芫荽、甘草笋心）。瘙痒面肿，口燥便结，脉来洪大，用犀角地黄汤合凉膈散（犀角、丹皮、羚羊角、牛蒡、云苓、石膏、杏仁、薄荷、元参、生地、赤芍、金银花、连翘、木通、山栀、郁金、僵蚕、甘草等味）选而用之。若昏谵夜重，加金汁，用少川牛黄丸一粒。或二便不通，狂燥痞实，脉三部力大，三承气选而下之，或通气丸即大承气为丸亦可矣。愈后养肝胃之阴，继滋肝肾之阴为要也。

痧者，吴音名瘄，亦由风热客于肝经，必得咳嗽而发之，一日分三潮而来。初起未透者，用杏苏散（杏仁、甘草、牛蒡、云苓、僵蚕、桑皮、赤芍、苏梗、桔梗、连翘、木通、蝉衣、蒌皮、薄荷，引元荽、西河柳），剂后则少呛，用清解法：羚羊角、牛蒡、犀角、连翘、生甘草、元参、芦根、滑石、通草。或热重昏谵，佐入菖蒲、磨犀角、金银花露、金汁、磨羚羊角、牛黄丸一粒。或七日内，忽然失潮，痧毒陷闭，面色紫暗，即现气急喘促，此属痧毒归肺，用麻杏甘膏汤（蜜炙麻黄、甘草、杏仁泥、石膏），愈后继与养肺胃之阴可也。

疹者，由于脾土风湿热而发，必由腹痛而来，遂现斑点，凸者脉软身热，疹色淡红，宜升麻、葛根。热者，脉洪口燥，二便结涩，疹色红紫，用羚羊角散（羚羊角、黄菊花、丹皮、桔梗、川芎、橘红、云茯苓、天麻、桑叶、川楝、当归、桂枝、半夏）、东垣凉膈散（连翘、山栀、薄荷、黄芩、竹叶、桔梗、甘草）酌而用之。愈后养肺胃之阴，继滋肝肾之阴是矣。

瘰者，乃肝胆郁火而发也，当清少阳，夏枯草、鲜荷叶、霜桑叶、苡仁、羚羊角、苦丁茶、枯荷叶、鲜菊叶、丹皮、郁金而已。

中　风

虚脱五绝，口开心绝，眼合肝绝，手撒脾绝，鼾息肺绝，遗尿肾绝，兼之面赤如妆，汗缀如珠，或吐沫直视，摇头发直，此名五绝。皆非外中之风，乃纯虚症也，与暴脱无异，虽有参附汤（人参、五味、制附子）难以挽回万一。

实中脏腑，或有体丰肉食者，忽而跌仆，人事不省，牙关紧闭，口眼歪斜，舌强语謇，痰涎壅盛者，先与搐鼻散（猪牙皂角、生半夏、北细辛）男左女右，吹一分入鼻孔，无嚏者为难治；继以乌梅擦牙关，方与四磨饮（乌药、郁金、沉香、槟榔）每磨汁二三分，冲汤，下至宝丹一粒；或醒后痰多，口燥面赤，脉数，二便不通，用羚羊角散（羚羊角、黄菊花、丹皮、当归、橘红、茯苓、明天麻、桑叶、川楝、川芎、桂木、半夏），或犀角、鲜生地、连翘、羚羊角、黑山栀、木通、知母、灯心、竹叶；口眼歪斜风盛，加明天麻、白僵蚕；痰涎多壅，再加海浮石、大贝母、姜汁、陈胆星、石菖蒲、竹沥；痰火已下，二便维难，如果脉实，右部浮中沉三候实大有力，用脾约麻仁丸（枳实、大黄、杏仁、厚朴、麻仁、甘草）四五钱服之；数虚无力，当与五仁丸（桃仁、柏子仁、郁李仁、麻仁、松子仁），或加苁蓉、地黄、龟板，或加白蜜通幽汤（当归、熟地、红花、甘草、生地、桃仁、升麻），或加大黄；痰火已下，二便已通，但或左肢瘫右肢痪，疼痛者用史国公酒（川芎、虎骨、杞子、仙灵脾、萆薢、油松节、当归、金毛狗脊、沙苑、川牛膝、白茄根、紫檀香，火酒泡）随量而饮；或知一二点痛者，用活络丹（川乌、地龙、乳香、草乌、胆星、没药），或全不疼痛，但麻木不仁者，或服还少丹（熟地、山药、巴戟、杜仲、枸杞、远志、楮实、山萸、茯苓、苁蓉、牛膝、五味、菖蒲、小茴）复脉汤（炙草、生地、阿胶、桂枝、人参、麦冬、麻仁、姜、枣）、三才汤（天冬、人参、熟地）、虎潜丸（熟地、虎胫骨、龟板、牛膝、归身、知母、锁阳、青盐、白芍、黄柏、羊肉）、固本丸（人参、熟地、麦冬、生地、天冬）、地黄饮子（熟地、巴戟、附子、麦冬、石斛、远志、山萸、苁蓉、官桂、五味、茯苓、菖蒲）等，选用可也。

寒中筋络，或忽倾刻，即口眼歪斜，舌强言謇，肢麻不仁，人事清楚，二便通利，脉或沉迟，软缓无力，当与疏风，天麻、荆芥、僵蚕、川芎；汗多加生芪、桂木；痰多加橘红、半夏、制南星、石菖蒲；气壅加郁金、香橼皮、乌药、陈佛手。风寒气痰，四症已平，但或左肢右肢疼痛不仁者，即以玉屏风散（当归、桂木、防风、生芪、羌活、片仔姜黄）。或初起无汗，无痰无气壅，仅有口眼歪斜，四肢缓纵，无拘急之现，当与参、附为首药，黄芪、炙草佐之，或用七宝美髯丹（首乌、枸杞、白芍、牛膝、菟丝、归身、云苓）。不寐少食，即归脾（人参、茯神、远志、白芍、圆眼、黄芪、枣仁、当归、炙甘、姜、枣）、四君（人参、云苓、白术、炙草，加陈皮、半夏，名六君子）、或脾肾双补丸（人参、莲肉、橘红、山萸、菟丝、破故纸）、参苓白术散（人参、白术、山药、建莲、砂仁、云苓、炙甘、扁豆、苡仁、桔梗、陈

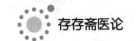

皮），治之可矣。

中痰火，其观症与实证相同，但无不省人事，则不用搐鼻散、乌梅擦牙关、四磨饮、至宝丹之属，右部浮中沉三候虚数无力，又非实大有力，脉息断非脾约丸、三承气之治，除此两端，其余与实症门仿佛治法而已矣。

此论南方风气柔弱，类中风之症；而北方风气刚劲，为真中风。疏表与桂枝汤、羌活汤，加入荆芥、川乌、附子、防风、乌豆，痰多加南星、橘红、郁金、白芥、半夏；中风后二便不通，即三承气选用。凡北方真中风，真者正也，南方类中风，类者伪也，天壤之殊，两地之治，不可同日而语焉。

或偏枯，不因中症而来，或左或右，软不能动，左为血枯，右为气枯，虽曰补气养血，多一年，少半载，则死不能久延也。

头　风

按真头痛者，指爪青黑，且发夕死，夕发旦死也。今论头风者，乃或正或偏，而虽不致毙，亦有失明之愁矣。先论标病客风而头痛者，脉必浮弦，时刻痛甚，羌活汤（羌活、独活、姜豆豉、川芎、白芷、葱白）加荆芥、防风之治；如或来或去，脉象虚浮，与当归、荆芥、人参、天麻、白芍、茯苓、川芎、僵蚕之类。有右偏头痛者，右脉气分必虚，须推建中（白芍、甘草、桂枝、饴糖、姜、枣）、六君（人参、白术、陈皮、云苓、炙甘、半夏）之类。左偏头痛者，四物（当归、川芎、白芍、地黄）、复脉（炙甘、生地、阿胶、桂枝、人参、麦冬、麻仁、姜、枣）之治。亦或左右皆痛，即与八珍（人参、白术、川芎、白芍、茯苓、炙甘、当归、地黄）、养营（当归、五味、人参、茯苓、黄芪、远志、白芍、熟地、白术、炙甘、陈皮、姜、枣）可也。眉棱骨痛，此属肝风痰郁，天麻白术二陈汤（明天麻、陈皮、茯苓、白术、半夏、甘草）必愈。

或夏日暑风入脑，又必与杏苏散（杏仁、苏子，加西瓜翠皮、荷叶边、鲜芦根、薏仁、桔梗、冬瓜皮、通草）、益元散（滑石、朱砂、生甘）之治。或有头内时时鸣响，名曰雷头风，当用清震汤（苍术、粳米、荷叶，加入甘草、山栀、桔梗、黄芩）可也。或脉来滑数，此必痰火郁痛，又宜温胆汤（陈皮、茯苓、竹茹、半夏、甘草、姜汁）、羚羊角散（羚羊角、菊花、丹皮、天麻、桑叶、川楝、桔梗、当归、橘红、茯苓、川芎、桂枝、半夏），加入姜汁、竹沥、贝母、胆星治之是也。

或有脉症无现象，但色弱流泪，右尺微细而痛者，用七宝美髯丹（枸杞、菟丝、白芍、牛膝、首乌、归身、茯苓）、斑龙丸（鹿角、菟丝、柏子仁、鹿角霜、熟地），而阴虚阳浮，气升吸短，左尺细数，必得与虎潜丸（熟地、虎骨、黄柏、锁阳、白芍、羚羊肉、龟板、知母、牛膝、当归、陈皮）、固本丸（人参、熟地、麦冬、生地、天冬）、复脉汤（炙甘、生地、麻仁、桂木、人参、麦冬、阿胶、姜、枣）、三才汤（天冬、人参、熟地）、侯氏黑散（当归、白术、桂枝、黄芩、菊花、细辛、川芎、茯苓、干姜、牡蛎、防风、白矾）之治可也。或阴阳并虚，即与地黄饮子（熟地、巴戟、附子、麦冬、石斛、远志、山萸、苁蓉、官桂、五味、茯苓、石菖蒲）还少丹（熟地、山药、巴戟、杜仲、杞子、楮实、远志、山萸、苁蓉、茯苓、牛膝、五味、小茴、石菖蒲，丹溪去楮实，名滋阴大补丸）、桂附八味丸（官桂、熟地、山药、茯苓、附子、山萸、丹皮、泽泻）等。

大凡内外之症，是必兼风，断不离天麻、菊花、钩藤、僵蚕、川芎、蒺藜息风之品，随症加入可也。头风痛甚，有发厥损目之虞。

肝　气

足厥阴肝为将军之官，全赖肾水以涵之，血液以濡之，肺金清肃下降之令以润之，中宫敦阜之土以培之，方能条达。亦有恼怒郁勃，即曲直作酸，木不条达也。如因升而不透，即遵《内经》"木郁达之"。逍遥散（柴胡、白术、茯苓、薄荷、当归、白芍、生甘草）加味山栀、丹皮，归须通络汤（归须、青葱管、新绛），制肝左金丸（吴萸、川连），戊己汤（吴萸、白芍、川连、人参、桂枝、附子、川椒），金铃子散（金铃子、元胡），安胃丸（人参、川椒、桂枝、广皮、白芍、黄连、乌梅、附子、干姜、青皮、川楝、黄柏，一方无广皮，有当归、细辛是也）；凉肝制水，当归龙荟丸（当归、芦荟、龙胆草、黄芩、山栀、黄柏、大黄、麝香、川连、青黛、木香），龙胆泻肝汤（龙胆草、芦荟、胡连、赤芍、黄芩、青黛），芩芍丸（黄芩、白芍，佐入夏枯草、苦丁茶、草决明、鲜荷叶）等法所宜也。而清肝气火，犀角地黄汤（犀角、丹皮、淡竹叶、鲜生地、赤芍，加羚羊角、牡蛎、石决明、白芍、鲜荷叶、霜桑叶）。如胁胀气逆者，又当与四磨饮子（槟榔、沉香、枳实、乌药、郁金、木香）加金橘叶、建兰叶、青菊叶、陈佛手。

久逆犯胃，嗳噎属虚者，用镇肝代赭旋覆汤（人参、旋覆花、代赭石、甘草）。其久则气火耗阴，不寐口燥，面赤脉数，阴亏全现，用三才汤（天冬、人参、熟地）、固本丸（人参、生地、麦冬、熟地、天冬）、复脉汤（炙甘草、生地、麻仁、桂枝、人参、麦冬、阿胶、姜、枣）、养营汤（当归、熟地、人参、茯苓、黄芪、白芍、五味、白术、炙甘草、陈皮、远志、姜、枣）可矣。设或肝风内震，而脉症见虚寒象者，必得与温肝逐风，兼同土治，况肝病治胃，仲景法也，用大建中合杞菊归圆，加桑叶、首乌、山萸、牡蛎、黑芝麻、苁蓉、龙骨。其新久虚实，必贯通权衡，确则方能破的矣。

肝 郁

脉弦，口苦作燥，烦闷气郁，寒热往来，呕酸胁痛，饱胀不食，此乃遏郁，气火不升，即《内经》肝部三病之升而不透，谓之郁也。当与逍遥散（柴胡、白芍、茯苓、苏薄荷、当归、白术、生甘草）。如弦数者，用加味山栀甘皮；脉滑，加二陈；或气火甚者，用左金丸（吴萸、川连）、金铃子散（金铃子、延胡索）；寒热往来，泻心汤（人参、甘草、干姜、半夏、大枣、川连、黄芩）；呕吐，安胃丸（乌梅、桂、干姜、黄柏、广皮、白芍、人参、川椒、附子、川连、川楝、青皮、细辛）；发厥，四磨饮（乌药、郁金、沉香、槟榔）、至宝丹之类。

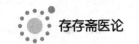

肝　火

如或时作火升，面赤如赭，饥不欲食，脘痹气阻，咳逆作呕，眩晕口燥，牙龈肿痛，项下结核，耳鸣，舌碎，焦烦，迥异于平时，脉必弦数，有见红之虑。此即《内经》肝部三病之升之不已，为风阳也，用当归龙荟丸（当归、芦荟、山栀、黄柏、大黄、麝香、龙胆草、黄芩、川连、青黛、木香），龙胆泻肝汤（胆草、黄芩、胡黄连、赤芍、芦荟、青黛），犀角地黄汤（犀角、丹皮、生甘草、生地、赤芍、竹叶），加羚羊角、苦丁茶、霜桑叶、薄荷梗、山栀、连翘、夏枯草、青菊皮、地骨皮、鲜荷梗、川楝、元参。痰多，加入竹沥、蒌皮、胆星、姜汁、贝母；发厥，加郁金、菖蒲、至宝丹可也。

肝　风

如或目昏，珠痛作瞤，耳鸣作响，眩晕惊悸，胁下动跃，筋惕肉瞤，心中热辣，瘰不肯寐，胸痞隐痛，知饥不食，作胀发肿，肌麻或痒，筋骨微酸，神志恍惚，汗多脉弦，甚至瘛疭摇头，窍阻，肝风痉厥，已厥怕加痉，已痉怕加厥，是怕内外摇动矣。所谓缓肝之急以息风，滋肾之阴以驱热，如虎潜丸（熟地、虎胫骨、当归、知母、陈皮、龟板、牛膝、白芍、黄柏、锁阳、青盐、羯羊肉）、侯氏黑散（川芎、白术、桂枝、黄芩、菊花、细辛、当归、茯苓、干姜、牡蛎、防风、白矾）、滋肾丸（知母、肉桂、黄柏）、地黄饮子（熟地、巴戟、附子、麦冬、石斛、山萸、苁蓉、官桂、五味、茯苓、远志、菖蒲）、复脉汤（炙甘、生地、阿胶、桂枝、人参、麦冬、麻仁、姜、枣）、固本丸（人参、熟生、麦冬、生地、天冬、阿胶）、鸡子黄汤（阿胶、鸡子黄）之类，是介以潜之，酸以收之，厚味以填之，重镇以固之耳。

或用清上实下之法，即犀角、生地、羚羊角、麦冬，加入前方各丸可也。

若思虑烦劳，身心过动，风阳内扰，则营热心悸不寐，用金匮酸枣仁汤（酸枣仁、川芎、茯苓、炙甘、知母）、天王补心丹（人参、丹参、天冬、茯神、枣仁、菖蒲、柏子仁、五味、元参、生地、麦冬、远志、当归、桔梗、辰砂）、孔圣枕中丹（龟板、远志、龙骨、石菖蒲）、甘麦大枣汤（甘草、大枣、淮小麦）。如动怒郁勃，痰火风交炽，即当归龙荟丸、天麻白术二陈汤（明天麻、橘红、茯苓、白术、半夏、甘草）。又风木过动，必犯中宫，则呕吐不食，法宜泄肝安胃，即二陈加石斛、钩藤、桑叶之类；填补阳明，即生脉散（人参、麦冬、五味），加当归、龙眼、黄芪、大枣之类。

或其人阴亏，理宜滋填，奈中阳不健，遵叶氏甘酸化阴，生地、莲肉、人参、麦冬、山药、乌梅、木瓜、黄芪、白芍、南枣、黑芝麻、炙甘、五味、桑叶、龙眼之类可也。

或其人阳气大虚，理宜温补，奈肝胆有相火内寄，又肝风不息，胃津少而口发燥，是以温药虽投，仍宜遵叶氏辛甘化阳，杞子、当归、黄菊、龙眼，加山萸、炙甘草、黄芪、南枣之类。

若有肝苦急，急食甘以缓之，用参芪归建中汤，或合甘麦大

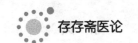

枣、戊已，是肝病治胃法也。

此肝风，即《内经》肝部三病之谋虑过度，则自竭，直拔根荄乃已，非轻渺之症，治法必当周详矣。

肝经三病，升而不透，谓之郁；升之不已，为风阳；言语不投则生嗔，谋虑过度则自竭。肝病治法者，辛以理用，如左金、逍遥以治郁；酸以治本，白芍、乌梅、木瓜、梨肉以治升；甘以缓急，如复脉、阿胶、鸡子黄汤，以治自竭也。

眩　晕

经曰：诸风掉眩，皆属于肝。头为六阳之首，皆系清空之窍。所患眩晕者，均非外来之邪，皆肝胆风阳上冒耳，甚则有昏厥、跌仆之虞。其症有痰火而昏者，必理阳明，脉必弦滑，用温胆汤（竹茹、陈皮、茯苓、枳实、半夏、甘草）。肝火盛而眩晕者，左关数大，与安胃丸（人参、川椒、桂枝、广皮、白芍、黄连、乌梅、附子、干姜、青皮、川楝、黄柏，一方无广皮，有当归、细辛，即乌梅丸）、金铃子散（金铃子、延胡索）、左金丸（吴萸、川连）、芩芍丸（黄芩、白芍）、羚羊角散（羚羊角、菊花、丹皮、桔梗、川芎、橘红、茯苓、天麻、桑叶、川楝、桂枝、当归、半夏）、天麻白术二陈汤（天麻、橘红、茯苓、白术、半夏、甘草）。

中气虚，右关脉大而眩晕者，补中益气汤（人参、於术、橘红、牛膝、黄芪、炙甘、当归、柴胡、姜、枣）、六君子汤（人参、白术、陈皮、云苓、炙甘、半夏）、大半夏汤（半夏、人参、白蜜）、外台茯苓饮（茯苓、白术、橘皮、人参、枳实、生姜）、建中汤（白芍、炙甘、桂枝、饴糖、姜、枣），加人参、黄芪、白术、当归、茯苓之类治之。血虚而晕，左尺细小，四物汤（当归、白芍、川芎、生地）加柏子仁、稆豆皮、三角小胡麻、黑芝麻、干首乌之类。下虚而晕，必从肝肾，补肾滋肝，当与介潜酸收、敛摄镇固，如复脉（炙甘、生地、麻仁、桂枝、人参、麦冬、阿胶、姜、枣）、固本（人参、生熟地、麦冬、天冬）、三才（天冬、人参、熟地）、虎潜（熟地、虎骨、黄柏、锁阳、白芍、羚羊肉、龟板、知母、牛膝、当归、陈皮）、桑螵蛸散（桑螵蛸、茯神、当归、龟板、石菖蒲、人参、炙甘、龙骨、远志）等法。

至于阴阳并虚，用附都气（附子、熟地、山药、茯苓、五味、山萸、丹皮、泽泻）、地黄饮子（熟地、苁蓉、附子、麦冬、石斛、巴戟、山萸、官桂、五味、茯苓、远志、石蒲）、还少丹（熟地、山药、巴戟、杜仲、杞子、楮实、远志、山萸、茯苓、苁蓉、牛膝、五味、小茴、石蒲）之类。

竟有色欲过度，精竭海空，时时欲晕，两足根本动摇，必得用河车大造（河车、熟地、麦冬、杜仲、人参、坎板、天冬、黄柏、牛膝，加入坎炁、人乳粉）、龟鹿二仙胶（龟板胶、鹿角胶、人参、杞子），胶髓有情法：鹿筋胶、鱼鳔胶、牛骨髓、杞子、巴戟、羚羊肉胶、猪脊髓、苁蓉、干沙苑、牛膝等，方称允当。大凡下损已极，中流必泛砥柱之功，佐入霞天膏；饮食不运，霞天膏可矣。此数方，乃血肉有情之治，方能得以回天，若用草木无情之类，岂能还补精髓再造也耶？

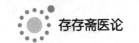

痉 厥

厥者，以下逆上，气闭壅遏，不省人事是也。发痉，前方已有养阴之治，不宜再述。此时所论，因痉甚而不省人事者。有内闭而厥，四磨饮（槟榔、沉香、枳实、乌药、郁金、木香）、苏合丸、至宝丹、紫雪丹之类；膻蒙发厥，犀角地黄汤、天王补心丹、牛黄丸等；暑闭发厥，益元散、白虎汤、生脉散、黄连汤之属；厥阴热邪发厥，左金丸、龙荟丸、泻心汤、凉膈散之类；肝风发厥，甘麦大枣汤、天麻白术二陈汤、羚羊角散之类；呕吐蛔厥，乌梅丸、安胃丸；痿厥，即用鳖甲、猪髓、阿胶、天冬、龟板、羊髓、生地、黄柏、淡菜熬膏之治，尤觉神奇。

至于阴涸欲厥，又宜人乳固本，三才、虎潜、复脉之类；若肝逆犯胃作厥，即以六君加白芍、乌梅、大枣、木瓜、龙眼；致于肾厥，从下至巅冷发厥，至贞丸、四逆汤、椒附通阳，或理奇经斑龙法（鹿霜、杞子、当归、柏子仁、鹿胶、苁蓉、小茴、云苓）等为要；痛厥，吴茱萸汤；厥阴寒厥，黑川椒、川楝、青木香、小茴香、橘核之类；或有疟疾发厥，用知母、姜汁、人参、草果、乌梅，治之是也。

已痉不可厥，已厥勿加痉，是怕内外摇动矣。

癫 狂 痫

天地一阴阳也,阴阳和则天清地宁,一有不测,有非常之变;人身一阴阳也,阴阳和则神清气定,一有偏胜,自致不测之疴。故《内经》曰重阳者狂,重阴者癫。古人谓阴并于阳,阳并于阴,其痫症与癫症同类也。今言脉证,狂则少卧不饥,妄言谈笑,甚则逾垣上屋,其候多躁而常醒,脉两关数实。推其病因由大惊大怒,发于肝胆胃三经,三阳一并而逆,故火炽痰壅,心窍为之闭塞,用承气、白虎直折阳明之火,生铁落饮重制肝胆之邪。或脉虚数无力者,当壮水以制火,张景岳二阴煎生地、玄参、木通、茯苓、麦冬、黄芩、枣仁、甘草之类治之。

癫则或歌或哭,或醉或痴,甚至不知秽洁,其候多静而常昏,脉左寸右关甚大,考其症由积忧积郁,发于心脾胞络,三阴蔽而不宣,故气郁痰迷,神志为之混淆。《内经》曰二阳之病发心脾也。以礞石滚痰丸(礞石、沉香、大黄、黄芩、焰硝)开痰之壅闭,清心牛黄丸(西牛黄、黄芩、黄连、郁金、辰砂)以泄火之郁勃。如脉虚数无力者,当养神以通志,归脾(人参、茯神、远志、白芍、龙眼、黄芪、枣仁、当归、炙甘、姜、枣)、秘中丹(龙骨、远志、龟板、菖蒲)之类是也。

痫症,发作无时,卒然昏仆,筋脉瘛疭,口吐白沫,口中作声,后人以声分其马、牛、羊、鸡、猪五名,其候经时而必止,皆由惊恐,或饮食不节,或有母腹中受惊,以致内脏不平,经经未调,古称一阴一阳变乱为痫,一触积痰厥气,内风猝然暴逆,莫能禁止，待其气返而后已。如脉实数者，用五痫丸（真珠、雄黄、黑铅、水银、蜜丸，麻子大）三四丸以攻风，控涎丹（甘遂、白芥子、大戟）以劫痰，龙荟丸（当归、芦荟、山栀、黄柏、大黄、麝香、胆草、黄芩、川连、青黛、木香）以泻火。若脉虚大无力，当以助气血调摄阴阳，养营汤（当归、熟地、人参、白术、黄芪、远志、白芍、五味、云苓、炙甘、陈皮、姜、枣）、河车大造丸（河车、熟地、麦冬、杜仲、人参、坎板、天冬、黄柏、牛膝）之类主之。

如耳鸣面赤，燥不渴饮，头眩目瞪，不食不饥，不寐不便，甚至瘛疭痉厥，脉必滑数而实，此肝风痰火，古贤必用苦辛开泄，金铃子散（金铃子、延胡索）、羚羊角散（羚羊角、菊花、丹皮、桔梗、川芎、橘红、茯苓、天麻、桑叶、川楝、当归、桂枝、半夏）、龙荟丸加入川连、胆星、连翘、菖蒲。或神虚火痰，脉弦数滑而无力者，清补并施，仲景黄连阿胶汤（川连、阿胶、鸡子黄、黄芩、白芍）加黄柏、米醋。如劳心太过，神志两虚，左尺寸脉数小无力者，用补心丹（人参、丹参、天冬、茯神、枣仁、菖蒲、五味、元参、生地、麦冬、柏子仁、远志、当归、桔梗、辰砂）、枕中丹、甘草小麦大枣汤，加人参、朱砂、云茯苓、龙骨、金箔可也。

凡治癫、狂、痫三者，当辨明脉症虚实，大旨不越乎此矣。

郁

《素问·六元正纪》言：六气着人，即风寒暑湿瘟疫。如风在卫，寒在营，暑湿在三焦，瘟疫客募原，此标之六郁也。七情之郁，如忧愁伤心，思虑伤脾，大怒伤肝，此本之郁也。其症以心、脾、肝、胆为多，致阻气血，化热耗液，脉不流行，升降失度矣。故《内经》以五志过极，皆属于火；《病能篇》以诸禁鼓慄，皆从火化；丹溪谓自觉冷者，非真寒也，皆肝郁气痹不通之象，上升之气，从肝胆相火而出。考五郁六郁，大旨务在宣通，但情怀不解，则郁损成劳矣。故初郁气分，久郁血分，药宜苦辛凉润宣通，不投燥热敛涩呆纯。以苦泄热而不损胃，用辛理气而不破气，用滑润濡燥而不滋腻，气机用宣通而不揠苗助长矣。

心郁，泻心汤（川连、黄芩、人参、干姜、半夏、大枣），加犀角、郁金、羚羊角、远志、山栀、菖蒲、茯神、丹皮。肝火郁，加味逍遥散（柴胡、白芍、白术、薄荷、丹皮、当归、茯苓、甘草、山栀）、左金丸（吴茱萸、川连）、金铃子散（川楝子、延胡索）、归须通络汤（归须、青葱管、新绛）、代赭旋覆汤（人参、旋覆花、代赭石、甘草，加槐花、川连、白芍、黄柏、川楝、郁金）。脾郁，越鞠丸（香附、神曲、川芎、山栀、苍术）、二陈汤（陈皮、半夏、茯苓、甘草）、香苏饮（香附、苏梗）、温胆汤（陈皮、茯苓、枳实、半夏、甘草、竹茹姜汁炒）。肺郁，杏蒌开降（杏仁泥、枳壳、川郁金、紫菀、山栀、土瓜蒌皮、桔梗、枇杷叶、白蔻、香豉）、四磨饮（乌药、郁金、沉香、绛香）、乌药顺气散（乌药、沉香、陈香橼皮、陈佛手）。胆郁，清泄少阳法（羚羊角、苦丁茶、薄荷、苏梗、丹皮、山栀、桑叶、夏枯草、青菊叶、当归）、龙荟丸（当归、芦荟、山栀、黄柏、大黄、麝香、胆草、黄芩、川连、青黛、木香）、龙胆泻肝汤（胆草、芦荟、胡黄连、赤芍、黄芩、青黛）。气郁，四磨饮、杏蒌开降法。

血郁，苏子降气汤（苏子、降香末、丹参、川斛、郁金、炒桃仁、丹皮、牛膝）、失笑散（炒黑荆芥、蒲黄、五灵脂、郁金）、花蕊石散（花蕊石四两，硫黄一两，研细泥封，煅赤，每服一钱，童便下可也）。

以上皆法气郁生火，营卫凝涩而使。若色脉见症属虚成损，又当于治本推求。但补气补血，必佐通气血，勿得呆腻方成，治郁庶乎不失其旨矣。凡郁症，二千多年来，从未有成方包罗者，大旨以阴阳失偏为定评。凡动皆阳，当宗静以生阴，此七情内志、郁损成劳，久则阴伤及阳，越人谓最难克复也。

惊悸　怔忡　健忘　不寐

《内经》谓惊则伤胆，恐则伤肾，皆由心经起而及之也。大凡可畏之事，猝然而致者，谓之惊；若从容而致，可以宛转思维者，谓之恐；是惊急恐缓也。悸者，因惊之后，心中时一动摇，久震心虚，血少火旺，而时时作跳，遂成怔忡。由此作事，旋记旋忘，名曰健忘矣。三症名虽各异，而治法相同，唯虚火、少血两症耳。如左寸洪数而大者，是心经火旺也，用天王补心丹（人参、丹参、天冬、茯神、枣仁、菖蒲、五味、辰砂、元参、生地、麦冬、柏子仁、远志、当归、桔梗）、犀角地黄汤（犀角、丹皮、地黄、赤芍）、朱砂安神丸（朱砂、生地、甘草、川连、当归）、金匮酸枣仁汤（枣仁、知母、甘草、茯神、川芎）；如虚大无力而不数者，此属心血少也，又当予甘麦大枣汤（甘草、大枣、小麦）、人参丸（人参、茯苓、远志、煅牡蛎）、枣肉丸（茯神、枣仁、益智仁、飞朱砂、煅牡蛎，加柏子仁）、枕中丹（坎板、远志、龙骨、石菖蒲，其龙齿、连须、金箔、南枣、朱砂、廉珠、龙眼，俱以佐入）。

其不寐者，终属阴阳不交所致，亦如前之虚心，必经正治之法矣。若思虑脾伤而不寐，心脾脉小，当予归脾汤（人参、黄芪、茯神、远志、白芍、龙眼、枣仁、当归、炙甘、姜、枣）、王荆公妙香散（人参、茯苓、远志、朱砂、茯神、益智、龙骨）主之。唯兼症之治，略有不同。如《灵枢》云阳气下交入阴，阳跷穴满，令人得寐。今阴阳失交，阳跷穴空，令人不寐，其症食少痰多，眩晕而不寐者，此即"胃不和，则卧不安"也，《灵枢》半夏秫米汤（半夏、秫米）、外台茯苓饮（茯苓、白术、橘皮、人参、枳实、生姜）、大半夏汤（半夏、人参、白蜜）、二陈汤（橘皮、茯苓、半夏、甘草）。脉数热象者，温胆汤，即二陈加姜汁、竹茹。口苦，加桑叶、丹皮；实者，滚痰丸。或精不凝神，龙雷震荡，肝血无藏，魂摇魄漾，此肝肾阴亏，阳浮而不寐者，又当予虎潜法（熟地、茯苓、黄柏、五味、龟板、山萸、远志、淡菜）、龟鹿法（龟板、鹿胶，加熟地、苁蓉、羊肉肾、山萸、五味）。视其真阴真阳，两尺何者为亏，见证阳亢也、阴衰也，当分明脉症，投之无不痊矣。

脱

人之生也，负阴抱阳。阴在内，阳之守也；阳在外，阴之使也。夫《内经》有阴脱、阳脱，《难经》谓脱阳者见鬼，脱阴者目盲，皆谓脱之现状也。如中风、眩晕、呕吐、喘衄，汗多亡阳，是阳脱也；泻痢、崩漏、胎产，下多亡阴，是阴脱也；而痧胀、干霍乱、痞胀、痉厥、脏腑窒塞，是内闭外脱矣。其阳脱于上，阴脱于下，即人死魂升魄降之谓也。全在未脱之先，补偏救弊，和洽阴阳。若已现脱，则难救矣。故回阳必佐阴药，摄阴之内，兼顾阳气者是矣。但阴阳枢纽不脱，虽重亦不死。其枢纽者，何在于命门欤？

阳脱现象：口干、目瞑、遗尿、面亮、汗油，此阳飞欲脱，参附汤（人参、附子，加五味子、童便）。如大汗后寒痉巅痛，燥渴，不寐，干呕，格拒，救逆汤（桂枝、牡蛎、附子、龙骨、蜀漆、炙甘、姜、枣），此阳脱现症之勉方也。

阴脱现象：鼾声、呵久、神迷、呓语、惊烦、汗泄、脉革或促，复脉汤（人参、生地、阿胶、桂枝、炙甘、麦冬、麻仁、姜枣）、参麦六味（人参、熟地、山药、茯苓、麦冬、山萸、丹皮、泽泻）、人参固本丸（人参、生地、麦冬、熟地、天冬、五味）、生脉散（人参、五味、麦冬）、甘麦大枣汤（炙甘、小麦、大枣）、三才汤（天冬、熟地、人参）、河间地黄饮子（熟地、巴戟、附子、麦冬、石斛、山萸、苁蓉、官桂、五味、茯苓、远志、菖蒲）选用是也。

其内闭外脱，是标病致脱，而痧胀、霍乱、痞胀、痉厥，照见病治之可也。

大凡阴脱阳脱、内闭外脱，俱以右尺命门脉平脉乱处着眼，用心则可以定评矣。

痰

　　夫痰，乃饮食所化。有因外感六气，则脾胃肺升降失度，乃致饮食输化不清而生者。是风痰，以散之，荆防杏苏加二陈；寒痰以温之，附子理中（附子、白术、干姜、炙甘，加南星）、附子二陈汤。有因多食甘肥腥腻茶酒而生者，痰火以降之，泻心汤（川连、黄芩、甘草、干姜、半夏、大枣）、温胆汤（陈皮、茯苓、半夏、枳实、甘草、姜汁炒竹茹），均加羚羊角、黑山栀、兰草、姜汁、贝母、郁金、犀角、淡豆豉、竹沥、蒌皮、胆星。有因本质脾胃阳虚，湿浊凝滞而生者，湿痰以燥之，香砂平胃丸（香附、苍术、陈皮、甘草、砂仁、半夏、厚朴）；热者，用刘松石猪肚丸（猪肚、苦参、白术、牡蛎）、千金苇茎汤（芦根、苡仁、桃仁，加丝瓜子以通肺小管）。有郁则气火不舒，蒸变而生者，加味逍遥散（柴胡、白芍、茯苓、薄荷、丹皮、当归、白术、甘草、山栀）、金铃子散（金铃子、延胡索）。

　　久之津液枯涸，此燥痰，以润之，百合固金汤（百合、花粉、沙参、柿霜、白及、阿胶、麦冬、苡米、兜铃、诃子）、清燥救肺汤（桑叶、石膏、阿胶、麦冬、杏仁、人参、麻仁、蜜炙枇杷叶去净毛尖）、生脉散（人参、五味、麦冬）、复脉汤（炙甘草、生地、麻仁、桂枝、人参、麦冬、阿胶、枣、姜）等。

　　又有肾虚水泛为痰，此乃土衰不能制水，是肾中浊阴上逆，非真有痰水泛也，用三才（天冬、人参、熟地）、唐郑相国方（破故纸、胡桃肉）、金匮肾气丸（熟地、山药、茯苓、肉桂、车前、山萸、丹皮、泽泻、附子、牛膝)、曼倩卫生方(燕窝胶、羊肉肾、故纸、黄节人参、鹿尾胶、淡苁蓉、青盐、黑节黄芪、云苓、山药、梨膏、於术、麦冬)。

此症由外邪以治邪,而痰可消;若涉内起,必治本病,而痰可消。痰厥气闭,四磨饮(郁金、沉香、乌药、槟榔)、苏合丸,其化痰药或凉或燥,稍为佐入。而痰乃饮食所化,旋消旋生,如痰尽去,岂不禁绝饮食?由至死而仍未消者。古人所谓见痰休治痰,指人当求其本矣。

痰 饮

夫痰饮症,仲景云脉沉弦,面色鲜明,是为饮家。清痰上泛而咳。仲景谓饮家咳甚,当治其饮,不当治其咳。其要言不繁,当以温热和之。更分外饮治脾,内饮治肾。又云不渴者,饮邪未去也。《金匮》云渴者,饮邪欲去也。东垣云病久发不焦毛不落,不食不饥,是饮邪为患。饮属阴类,故不作渴也。喻嘉言谓浊阳上加于天,非离照当空,气露焉能退避?故以温和之。由中阳不健,当遵仲景外饮治脾之议,苓桂术甘汤(云苓、白术、炙甘、桂)、大建中(白芍、炙草、桂、饴糖、姜、枣)、六君子(人参、白术、茯苓、炙甘、陈皮、半夏)、外台茯苓饮(茯苓、白术、橘皮、人参、枳实、生姜)、理中泽术汤(干姜、白术、泽泻、炙甘、茅苍术)、葶苈大枣汤(甜葶苈、大枣)等所宜也。

又内饮者,呛咳夜甚,动则作喘,以肺主出气,肾主纳气,二脏失调,出纳失职矣,用仲景熟附配生姜法(熟附、人参、大枣、姜汁、云苓）、真武汤（附子、白术、炙甘、白芍、白茯苓）、桂附八味（熟地、山药、茯苓、肉桂、山萸、丹皮、泽泻、附子）、附都气丸（熟地、山药、茯苓、山萸、丹皮、五味、泽泻、附子、车前子）、还少茸珠七宝合方（熟地、山药、巴戟、山萸、茯苓、苏蓉、杜仲、杞子、楮实、远志、鹿茸、珠菟丝、白芍、牛膝、五味、小茴、菖蒲、首乌、归身、炙甘）可矣。其浮肿，小水不利，呛咳不卧，此饮邪乘肺，《内经》谓坐不得卧，卧则喘甚闭塞者，乃肺气之逆乱也。以仲景小青龙合越婢汤（桂枝、干姜、白芍、杏仁、苡仁、半夏、茯苓、石膏、五味、甘草、牡蛎、泽泻），开通太阳之理，以导饮逆下趋。

如呛咳哮喘者，杏蒌开降（杏仁、郁金、山栀、枇杷叶、枳壳、冬葵子、蒌皮、桔梗、香豉、紫菀、白蔻）、星附二陈（制南星、橘红、茯苓、熟附子、半夏、甘草）。坐卧皆咳，当心似阻，痰出稍安，此清阳少旋，支脉结饮，用薤白瓜蒌白酒汤（薤白、瓜蒌、白酒、二陈，加桂枝、姜汁）。其背寒短气，痛映胆中，贯络入胁，泻黄沫，食意痞，此饮伏经络，桂枝、云苓、白术、厚朴，加炒黑蜀漆、炮黑川乌治之。而悬饮流入胃中，令人涌噫酸水，必用许学士椒附通阳（炒黑川椒、附子，加茯苓、桂心、干姜、半夏），当丝丝入扣，一以贯之，而病情治法，胸有成竹矣。

喘

喘者，在肺为实，在肾为虚。其病有四：寒、火、气、脱之四症。以外喘治肺，内喘治肾也。先论治寒者，有寒有热，不饥不食，肺气不降，二便皆阻，兼肿胀而喘呛。古人谓：先胀后喘治脾。今先喘后胀治肺，而必挟凝痰宿饮，此寒之实者之治，用三拗汤（麻黄、甘草、杏仁，加苡米、云苓）、小青龙汤（麻黄、白芍、细辛、甘草、桂枝、干姜、五味、半夏）。肿胀喘甚，五子五皮汤（杏仁、苏子、莱菔子、白芥子、葶苈子、茯苓皮、桑皮、陈皮、大腹皮、姜皮、冬瓜皮）。再脉数、口渴、便涩，此寒化热也，不外乎蕴伏之邪，蒸痰化火而喘者，宜麻杏甘膏汤（麻黄、杏仁、甘草、石膏）、苇茎汤（活水芦根、桃仁、生苡仁米、冬瓜子），此寒热二喘，是外喘治肺也。

有左胁痛来冲喘，脉弦、多怒，此肝升太过，肺降升职，背脊一线生寒，足冷夜剧，用旋覆花汤（旋覆花、新绛、葱），此肝犯喘之兼症也。有出气太过，泄而不收，肺虚气弱而喘者，用大建中汤（党参、白芍、炙甘、黄芪、桂、术、饴糖、姜、枣），此气虚作喘之治也。有晨起未食，喘急多痰，食下稍安，此胃中虚馁，阳气高升，中无弹压而喘者，用黄精、云苓、胡麻、炙甘，此胃虚作喘之治也。

有日喘稍安，入暮喘甚，卧不着枕，脉沉色痿，夫外感之喘治肺，今内伤之喘治肾，金匮肾气汤（熟地、山药、茯苓、肉桂、车前、山萸、丹皮、泽泻、附子、牛膝，加沉香）、附都气丸（熟地、山药、茯苓、北五味、山萸、丹皮、泽泻、附子，加青铅），并入唐郑相国方（破故纸、紫衣连皮胡桃肉），此即填精浓厚治内喘之法也。或咳喘暴甚，身热汗出，乃阴阳枢纽不固，欲脱之象，亟用两仪煎（人参、熟地，加河车、山萸、五味、紫石英、紫衣连皮胡桃肉），此治气脱根浮及伤元海，危亡立待，草木无情，刚柔难济，前方乃急续元真，挽回顷刻，补天之治，古所未及矣。

此喘当记明内外，认定寒火、精伤、气脱为要也。

吐 血

凡咳血之脉，右坚者，治在气分，系震动胃络所致，宜薄味调养肺胃之阴，方与天水散（滑石、生甘草）、生脉散（人参、五味子、麦冬）、荷米煎（鲜荷叶、香粳）、玉女煎（大熟地、知母、牛膝、石膏、麦冬）、苇茎汤（芦根、苡米、桃仁、丝瓜子）、金匮麦门冬汤（麦冬、半夏、南枣、人参、甘草、粳米）、清燥救肺汤（桑叶、石膏、杏仁、人参、陈阿胶、人麦冬、胡麻仁、枇杷叶）等汤所宜。

左坚者，治在血分，乃肝肾阴伤所致。方用茯苓丸（黄芩、白芍）、犀角地黄汤（犀角、赤芍、生地、丹皮）、黄连阿胶汤（川连、阿胶、黄芩、白芍、鸡子黄）、三才汤（天冬、人参、熟地）、固本丸（人参、熟地、麦冬、生地、天冬）、六味丸（熟地、山药、茯苓、山萸、丹皮、泽泻，加青铅，加知、柏，加桂，加五味，名都气丸）、枕中丹（龙骨、远志、龟板、菖蒲）、理阴煎（当归、炙甘、官桂、熟地、干姜）、两仪煎（人参、熟地）、养营汤（当归、五味、人参、茯苓、黄芪、陈皮、白芍、熟地、白术、炙甘、远志、姜、枣）、八珍汤（当归、白芍、人参、川芎、地黄、云苓、白术、炙甘）、天真丸（精羊肉、当归、人参、白术、苁蓉、天冬、黄芪）、河车大造丸（河车、熟地、麦冬、杜仲、人

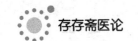

参、坎板、天冬、黄柏、牛膝）治之。

有脉弦、眩痛，遵缪仲醇吐血三要云：气为血帅，降气不必降血，苏子降气汤（苏子、郁金、炒桃仁、绛香末、丹参、丹皮、川斛、牛膝）、旋覆通络汤（旋覆花、新绛、归须、青葱，加桑叶、丹皮）。盛盆盈碗，葛可久花蕊散（蕊石、硫黄）、仲景大黄黄连泻心汤（大黄、川连、干姜、半夏、黄芩、甘草）。或血脱必先益气，以有形之血不能速生，无形之元气当亟固理，其无形以固有形耳，人参、阿胶、白芍、黄芪、茯神、炙甘。若烦劳不息，耗损心脾，气不摄血者，用甘温培固，归脾汤（人参、茯神、远志、白芍、黄芪、枣仁、当归、炙甘、龙眼、姜、枣）、参苓白术散（人参、白术、山药、建莲、砂仁、桔梗、云苓、炙甘、扁豆、苡米、陈皮）、四君子汤（人参、云苓、白术、炙甘）、大建中汤（白芍、炙甘、桂枝、饴、糖、姜、枣，加人参、黄芪、白术、当归、茯苓）。或一见胃不加食，即养胃阴固脾阳为要，以血之主司在脾，血之所化在胃，故《仁斋直指》云：一切血症经久不愈，每以胃药收功。源源不息生化之故。以上皆内因而吐也。

若夫外因者，风淫津涸，用养胃阴，加芦根、羚羊角；如温淫火壮，犀角地黄汤，加山栀、芦荟；暑逼气分，天水散加银花、荷叶；阴邪为患，麻黄人参芍药汤（炙麻黄、白芍、人参、五味、桂枝、炙甘、麦冬、当归、黄芪）、桂枝汤加减，惟因寒而吐，二十中不得一二耳。此四端，外因而吐也。

至于不内外因有三，如烟辛泄肺，酒热戕胃，助火吐血者，苇茎汤加藕汁、河间甘露饮。如坠之伤，由血瘀而泛吐者，先宜导下，归尾、丹参、桃仁、藕汁、牛膝、赤芍、泽兰、红花、童便；再努力为吐，属劳伤之根络松而血溢，治与虚损有间，滋阴补气最忌凝涩，当归建中汤、旋覆花汤、虎潜丸、金刚四斤丸，此皆循经入络之品也。凡血散多沫，痰中带血，此肺；血成盆成碗，乃胃；血色白腥嗅，属心；血浓厚沉着，是肝；血来由于下焦逆上，气急喘促，色鲜点滴者，是元海肾经之血也。有此见象之据，再加三因为凭，左右坚实之脉，用药之温凉补泻，当有权称矣。

吐血，由于咳嗽十居其九，当两门合参之，由细摹脉症之端可矣。

咳 嗽

咳为气逆，嗽为有痰，内伤外感之因虽多，确不离乎肺脏也。因于寒，则脉必紧，症有头痛、身痛，恶寒而咳嗽者，以辛温治之。桂枝汤（桂枝、白芍、杏仁、甘草），佐二陈汤（橘红、茯苓、半夏，加生姜、葱）。因恶风鼻塞，脉必浮缓，宜辛平解之，杏前汤（杏仁、前胡）、杏苏散（杏仁、苏子），加荆芥、防风、二陈、姜、葱。风寒而为气逆者，开降法，杏仁、郁金、山栀、枇杷叶、枳壳、冬葵子、蒌皮、桔梗、豆豉、紫菀、白蔻，泻白散（桑白皮、粳米、地骨皮、甘草），苏子降气汤（苏子、郁金、降香末、炒桃仁、丹参、丹皮、川斛、牛膝）。

或左寸独坚，面肿口渴，寒化热而不透，麻杏甘膏汤（麻黄、杏仁、甘草、石膏）；化热已透，口燥作渴，肺脉洪数，苇茎汤（芦根、苡米、桃仁、丝瓜子）清燥救肺汤（霜叶、胡麻仁、阿胶、枇杷、麦冬、杏仁、石膏、甘草、人参)、养肺胃阴法(人参、麻仁、甘草、桑叶、阿胶、蔗汁、麦冬、杏仁、石膏、杷叶、梨汁)。或肺脉虚数,燥咳无痰,百合固金汤(百合、花粉、沙参、柿霜、诃子、阿胶、麦冬、苡米、兜铃、白及),黄连阿胶汤(黄连、阿胶,加鸡子黄)。

有气由左升,吐水吞酸,暴咳不已,此肝逆乘胃,犯胃乃左升右降,不司旋转而咳也,予安胃丸(人参、川椒、桂枝、广皮、白芍、乌梅、附子、干姜、青皮、楝子、黄连、黄柏,一方无广皮,有当归、细辛),二陈加桑叶、丹皮,小青龙去麻黄(桂枝、白芍、甘草、细辛、半夏、五味,加石膏)。有左胁痛咳,以旋覆花汤(旋覆、红花、柏子仁、桃仁、归须、葱管)。有肝风犯肺,木反乘金,而巅胀,喉痒,脘痞,肝脉虚数而咳者,用阿胶鸡子黄汤(清阿胶、鸡子黄,加海参、牡蛎、淡菜、青黛)。其胆火犯肺,脉大咳甚,脘闷头胀,耳鼻窍闭,口苦喉痒,用杏仁、山栀、羚羊角、薄荷叶、蒌皮、连翘、苦丁茶、青菊叶。或长夏暑热伤肺,口燥干咳,汗多溺涩,宜天水散(滑石、生甘草)加杏仁、桑叶、瓜翠、荷叶、桔梗、贝母、通草、竹叶。

湿阻气,咳嗽作胀,寒者,杏仁、广皮、苡米、苏子、厚朴、通草;热者,天水散加花粉、杏仁、绿豆皮、贝母、薏仁、白通草。湿挟痰多,二便不爽,胸脘不饥,寒者,开降法加五子(杏仁、苏子、莱菔子、葶苈子、白芥子),小半夏汤(半夏、生姜,加桂枝,薏米、云苓)。湿痰火者,苇茎汤加薏米、甘草、云苓。

咳喘作呕,是胃咳也。《内经》谓胃咳之状,咳逆而呕也,小半夏加姜汁;有寒热邪,麻杏甘膏加半夏、米仁。久咳不食,脉至虚数，养肺胃之阴；脉小弱，六君子。心脉数甚而咳，此心火刑金，清心法（鲜生地、玄参心、百合、麦冬、竹叶心、甘草）、天五补心丹（人参、丹参、玄参、生地、天冬、茯神、枣仁、菖蒲、五味、辰砂、麦冬、桃仁、远志、当归、桔梗）。上咳甚，下溏泄，此大肠嗽也，与桃花汤（干姜、粳米、赤石脂、甘草，加生白术、木瓜、云苓、禹余粮、大枣、甘草）。

或久咳汗多，脉溺面黄，食减便溏，吸短神衰，羸瘁，畏风，怯冷，黄芪建中（当归、白芍、黄芪、桂枝、炙草、饴糖、姜、枣）、四君（人参、白术、云苓、炙甘，加姜、枣）、参苓白术散（人参、白术、山药、薏仁、建莲、陈皮、云苓、炙甘草、扁豆、砂仁、桔梗）、归脾汤（人参、茯神、炙甘、枣仁、木香、黄芪、白术、当归、远志、龙眼肉）。此即遵《内经》土旺生金，虚则补母，又云形不足者温之以气，又曰劳者温之。仲景谓：元气有伤，调以甘药。东垣谓：甘温益气。再久，则下焦气冲，咳嗽夜甚，喘不能卧，行走气急，痿软汗多，脉至细数，都气丸（熟地、山药、茯苓、北五味、山萸、丹皮、泽泻，加青铅）、附都气（即都气丸加附子）、金匮肾气汤（即附都气加肉桂、牛膝、车前）、河车丸（大河车、龟板、麦冬、杜仲、人参、熟地、天冬、黄柏、牛膝）、唐郑相国方（破故纸、紫衣连皮胡桃肉）。胃食少思，用三才汤（天冬、人参、熟地，加阿胶、海参、云苓、燕窝、紫衣连皮胡桃肉，或加山药、白术、五味子、莲肉、芡实、糯稻根须）治之。

此咳嗽一门，外感分风寒暑热湿，标病之治；内伤以脾、肾、肺、胆、大肠，本虚治之。定当分脉之虚实，证之寒热，标本补泻，分门别类，则动手中窍矣。

哮

夫哮一症，因初感寒邪失于表散，留于肺俞，邪伏于里，故频发频止。淹缠岁月，如肺脉沉伏而哮者，用桂枝汤、小青龙汤（麻黄、干姜、白芍、细辛、桂枝、五味、半夏、甘草）、葶苈大枣汤。如肺脉细少无力者，苓桂术甘汤、大小建中汤（白芍、炙甘、桂枝、饴糖、姜、枣）、四君子汤（人参、云苓、白术、炙甘）、补中益气汤（人参、白术、当归、升麻、黄芪、炙甘、陈皮、柴胡、姜、枣）。久则命门阳衰，右尺弱极而哮者，用真武汤（附子、白芍、炙甘、白术、茯苓）、金匮肾气（即六味加附子、肉桂、车前、牛膝）、唐郑相国方（破故纸、紫衣连皮核桃肉）、青囊斑龙丸（鹿角胶、菟丝子、柏子仁、鹿角霜、破故纸、茯苓，去破故纸、茯苓，名斑龙丸）。抑有痰、盐、醋、天四哮，大概都宜温通肺脏为治而已矣。

失 音

夫宫商角徵羽歌哭呼笑呻，此五脏所属之音声也。而音之本在肾，声之本在肺也。有金实无声，是肺本有燥火，又外感寒邪注肺，令脾家实也，症现微恶寒，口燥饮，舌黄喉痹，二便涩少，呛咳多痰，纳食如常，用麻杏甘膏汤（麻黄、杏仁、甘草、石膏）。至金空则鸣，金碎无声，因无寒热注肺，久咳损肺之谓也。或肺气本燥，木火上炎，咽干口苦，喉痹燥渴，左关洪数而痛者，用桑叶、羚羊角、生鸡子青、丹皮、麦冬、白扁豆壳。因嗔怒叫号伤食厌而呕痛者，用杏蒌开降法（杏仁、苏子、贝母、云苓、蒌皮、郁金、桔梗、甘草，或加桑叶、丹皮）。或久嗽，无他脉证，唯右寸独大，喉干燥饮，乃津液久伤，清肃不复而痛者，宜兜铃汤（马兜铃，佐地骨皮、桔梗、生甘草、桑皮、麦冬、粳米）。此右寸独大立法，或肺脉虚数无力，又必投生脉散（人参、五味、麦冬）合阿胶鸡子黄汤（阿胶、鸡子黄），或加生地、茯神、川斛、生甘草。一见音哑，便溏食少，急养胃阴固脾土。养胃阴以甘凉，生扁豆、白芍、川斛；固脾土勿苦燥，山药、饴糖、炙甘、大枣。

　　或有尺脉小而无力，气喘喉痛，色衰神疲，食少便溏，此属阴亏，名曰痛痹，是肾虚也，用叶氏平补二阴法（熟地、炒山药、茯苓、五味、建莲肉、芡实）。或尺脉小数者，乃龙相上炎，凌金烁液而痛痹者，用知柏地黄汤（知母、熟地、山药、茯苓、黄柏、山萸、丹皮、泽泻）、虎潜丸（熟地、虎胫骨、当归、知母、锁阳、青盐龟板、牛膝、白芍、黄柏、陈皮），或入生脉散（人参、麦冬、五味子）。或肾气喘逆而危殆，痛痹者，河车大造丸（河车、龟板、麦冬、杜仲、人参、熟地、天冬、黄柏、知母、牛膝，加灵磁石）是矣。

　　此失音一症，当记明金实无声是邪实也，金空无声则鸣金碎，无声乃肺虚也。其痛痹，肺部无病，所现脉在尺，所现症在下，推肾虚之阴象、阳象也，当嘱三要治法为眉目耳。

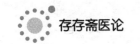

肺痿

　　肺痿一症，盖由津枯液燥。夫痿者，如草木萎而不荣也。故《金匮》云或从汗出，或从呕吐，或从消渴、小便利数，或从便难，或从汗下，以致津亡气竭。乃肺热干痿，则清肃降令不行，水精四布部失度，脾虽散津，上归入肺，而肺不但不能洒陈六腑，外输于皮毛，亦不能自滋其干，贮其津液留贮胸中，得热煎熬，变为涎沫，侵肺作咳，吐之不已，故干者自干，唾者自唾，越唾越干，越干越唾，痿症成矣。右寸数虚，频吐津沫，口不知味，竟不渴饮，二便日少，此三焦津液告竭之现也。故《金匮》治法贵得其精，用生胃津润肺燥，补真气以通小管，清火热以复清肃，予金匮麦门冬汤（麦冬、熟半夏、南枣、人参、甘草、梗米），即《内经》火旺生金、虚则补母以通肝络之法也。《外台》用炙甘草汤（炙甘、生地、麻仁、阿胶、人参、麦冬、桂枝、姜、枣），益肺之虚、润肺之燥。《千金》用参、甘以生肺津、化热，姜、枣以宣上焦之气，使胸中之阳不滞，而阴火自息也。此《千金》生姜甘草汤法耳。或阴失内守，阳失外卫，胃败汗出多，参归养营汤（人参、黄芪、白及、梗米、当归、甘草、薏米、南枣、白花百合）。有肺气不降，咳痰呕逆者，千金苇芦汤（芦根、桃仁、薏米、丝瓜子）。

　　此肺痿在肺胃阴亏、脾土衰微、肺逆不降三法着眼也。

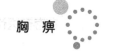

胸　痹

胸痹者，胸前附骨板痛甚。至呼吸不通，寸口肺脉必沉迟，阴微阳弦，是知有寒症而无热症也，久则怕成噎膈。考其原由，皆清阳失旷，中土不健，致气机不利，仲景用薤白瓜蒌白酒汤（薤白、瓜蒌、白酒），此辛滑通阳之治也。人虚脉弱者，佐苓桂术甘汤（云苓、桂枝、白术、甘草）；气壅不降，加开降法；脉滑痰多者，合大半夏汤（半夏、人参、白蜜）；寒者入冷香丸（厚朴、半夏、草蔻、茯苓）、缩脾饮（砂仁、陈皮、甘草、益智、木瓜）。今暴痛在经，久则入络，而胸痛者，金铃子散（金铃子、延胡索）加桃仁、防己、桂枝、葱管，余无他矣！

肺　痹

天气下降则清明，地气上升则晦寒。上焦不行，必致下脘不通，周身气机皆阻，以肺主一身之气化也。有寒热脉症而痹喘者，苏子降气汤（苏子、降香末、丹参、川斛、郁金、炒桃仁、丹皮、牛膝）、杏蒌开降、泻白散（桑皮、甘草、地骨皮、粳米）、葶苈大枣汤（甜葶苈、大枣）、威喜丸（云苓、猪苓、黄蜡）。一见脉数口渴，二便不利而痹者，千金苇茎汤、木防己汤（木防己、石膏、桂枝、云苓）、麻杏甘膏汤（麻黄、甘草、杏仁、石膏），其北沙参、山栀、羚羊角、连翘、射干、贝母、紫菀、杷叶、赤

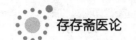

豆皮、牛蒡子、兜铃、桑叶、梨皮、竹叶心，皆可佐入也。

此一切药品，主乎轻浮，而不用重浊气味者，是微辛以开之，微苦以降之，合乎娇脏之治是也。

肠 痹

肠痹，非大便干涩不通之谓。无论溏燥，因解而不爽，或解腹痛。丹溪每二肠之痹，必开通肺气，上窍闭，下窍不通，以肺主一身之气，表里相应，即腑病治脏、下病治上。开降法加山栀、枳壳、豆豉、桔梗、紫菀、薏米。因火更衣丸，因湿木防己汤，胃不和温胆汤。其杏蒌开降加味为主方，余三法因他而来，不得变化使然也。

脾 瘅

口甘一症，《内经》谓之脾瘅。此甘，非甘美之甘。瘅即热之谓也。人之饮食入胃，全赖脾真以运之，命阳以辅之，譬犹造酒蒸酿者。然一有不和，肥甘之疾顿发，五液精华，失其本来真味，则淫淫甜味上泛不已也。其胸脘必痞，口舌不腻，不食不饥之由，从此至矣。久延，则化燥热转为消渴。《内经》设一兰草汤。省头草其味，辛足以散结；其气清足以化浊，除陈解郁利水和营，为奇方之祖也。挟暑挟湿，每兼是症，参入苦辛之胜，以苦则降，辛则通，配方泻心汤、温胆汤。胃虚少谷，亦有此症，又当宗大半夏汤（人参、半夏、白蜜）、六君子汤（人参、白术、云苓、炙甘、陈皮、半夏）。此四方均用人参，以助真气也已。

胃 寒

余于甘肥生内热一症，悟出治胃寒一法。若贫者，淡薄茹素，不因外感寒邪，亦非冷饮停滞，是其本质胃阳不足而寒者，人皆用吴萸、良姜、附子、砂仁、益智、干姜、丁香、荜拨、草蔻等味，殊不知辛热散气，徒逼胃阳外泄，故初用是效，继则无功矣。莫若渐以甘肥投之，俾胃脂日厚，即药补不如食补也。或有肾胃阳气兼虚者，曾见久服鹿角胶而愈。所谓高粱无厌发痈疽，淡薄不堪生肿胀，即此议矣。

汗

经云：汗者心之液。又云肾主五液。故汗症未有不思肾而得之矣。盖自汗不分寤寐，不因劳动，不因发散，溱溱自出，是阴分蒸于阳分也。脉必微细，色痿怯冷，此卫阳式微，由气虚而自汗者，用芪附汤（生黄芪、焦术、煨姜、熟附子、炙甘、南枣）；无畏寒自汗者，用辛甘化风，玉屏风散（黄芪、白术、防风、炙甘），此治外卫气分之法也。或脉弦大，或细弱，或身热，或体冷，少纳，神疲，或作酸楚，此劳伤卫气，及乎营血自汗矣，当气血双补，归芪建中汤（当归、白芍、炙甘、黄芪、桂枝、饴糖、姜、枣），此治卫气营血之法也。

或心背皆热，脉虚数而自汗者，遵褚氏独阴无阳，须推异治，用人参汤（人参、半夏、云苓、牡蛎、炙甘、大枣、小麦）。或五心汗出，即心部手足心汗出是也。由于劳心伤神，乃虚火与元气势不两立，因气泄为热为汗，当治无形，以实火宜清，虚火当养。张季明谓元无所归，灼热亦是，生脉四君（人参、麦冬、五味、白术、茯苓、炙甘）、甘麦大枣汤（淮小麦、甘草、大枣）。

盗汗者，即《内经》所云寝汗。睡熟则出，醒则渐收，由阳分蒸于阴分也。用人参、茯神、龙骨、白芍、大枣、炙甘、五味、参麦六味（人参、熟地、山药、茯苓、麦冬、山萸、丹皮、泽泻）、枕中丹（龟板、龙骨、远志、菖蒲，加牡蛎、五味）、柏子仁丸（柏子仁、白术、人参、半夏、五味、麻黄根、牡蛎、浮小麦）、枣肉丸、甘麦大枣汤、古法当归六黄汤。有脉微细而小，症无阳象，冷汗气薄，不但阴虚，亦宜阳弱营卫两怯矣。归芪桂枝汤、甘麦大枣汤、归脾汤（人参、白术、炙甘、枣仁、木香、黄芪、茯神、当归、远志、龙眼肉、姜、枣）、五味异功散（人参、白术、陈皮、云苓、炙甘、五味）。

凡自汗阳虚，宜补气以卫外；盗汗阴亏，当补阴以营内，是其治也。

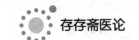

呃逆者，《内经》以哕名之。考其历治之法，分上焦肺气，中焦虚寒，下焦阴亏阳虚之症也。凡肺气郁痹而为呃者，当开上

焦之壅，用杏蒌开降法（杏仁、川郁金、山栀、枇杷叶、枳壳、蒌皮、桔梗、香豉、紫菀、白蔻），此治上焦之呃。而中阳不健，浊阴上逆而为呃者，当理阳驱阴，从中调治，参附理中汤（人参、干姜、炙甘、熟附、白术，加丁香、柿蒂）、旋覆代赭汤（人参、旋覆花、代赭石、炙甘草、半夏、大枣）。亦或病深长久而为呃者，用仲景橘皮竹茹汤（橘皮、竹茹、半夏），此胃火上冲也。又或因气壅停滞而呃者，二陈汤加消导，此治中焦三症之呃逆也。

其下焦无阳无力，易为抑遏，不能畅达而然，当与景岳理阴煎（熟地、干姜、当归、肉桂、炙甘，重用干姜、肉桂，加丁香，或枸杞、苁蓉、肉桂、锁阳、紫石英、菟丝子、牛膝、附子、覆盆子、灵磁石）、玉壶丹、金鹿丸三法，采取此治命阳虚泛之呃逆也。其阴亏之呃，丹溪谓呃逆属于肝肾之阴虚者，其气必从脐下直冲，上出于口，断续作声，此因相火上炎，挟其冲气上逆而为呃者，用大补阴丸（知母、龟板、黄柏、熟地），以峻补真阴，承制相火之呃。又东垣尝谓阴火上冲，而吸气不得入胃，脉反逆，此阴中伏阳，用滋肾丸，以泻阴中伏热。

此两法，即治阴亏之呃逆也。余无论矣。

噫 嗳

经云五气为病为噫。又云寒气客于胃，厥逆从下散上，复出于胃，故为噫。夫此症，伤寒大病后多有之。盖以邪解胃弱、三焦清气无所归而不升，浊无所纳而不降，是以邪气留连，嗳酸作呛，胸膈不爽，而为心下痞鞕，噫气不除，乃胃阳虚、阴格拒，必使阳气流动，不至胶柱矣。是以仲景立旋覆代赭汤（人参、代赭石、旋覆花、半夏、炙甘、姜、枣），用参、甘养正补虚，姜、枣以和脾养胃，安定中州者至矣；更以旋覆花之力旋转于上，使阴中阻格之阳，升而上达；又以代赭石重坠于下，使恋阳留滞之阴，降而下行；加半夏乃奏其开痞之效。凡治此症，无出仲景之右矣。

后亦每宗其法，加减出入，寒多加附子，痰多佐二陈汤，开气加杏仁、枳壳、郁金、桔梗、厚朴，散气加益智、白术、厚朴，和胃加白芍、甘草，靡不伸手而愈，可谓得仲景之心法矣。

嘈

嘈有虚实真伪，其病总在乎阳明。而脾属阴，主乎血，胃属阳，主乎气。胃易燥，全赖脾阴以和之；脾易湿，必赖胃肠以运之。故一阴一阳，互相表里，合冲和之德，而为后天生化之源也。若脾阳一虚，则胃家饮食之精气全输于脾，不能稍留津液以自润，是胃过燥而有火矣。故欲得食以自资，稍迟则嘈杂愈甚，得食则可以暂止。若失治，则有便闭、三消、噎膈之至矣。当与金匮甘麦大枣汤（甘草、小麦、大枣）、仲景复脉汤（炙甘、生地、阿胶、桂枝、人参、麦冬、麻仁、姜、枣）、人参固本丸（人参、麦冬、熟地、天冬、生地、五味）、养心丸（柏子仁、茯神、枣仁、麦冬、鲜生地、莲心、生龙齿、辰砂、南枣），此真嘈症也。

所云伪者，以胃有痰火，乃致饮食输化不清，或现恶心吞酸，微烦眩晕，似饥非饥，虽呛食亦不能止，此痰火为患，当用温胆汤、兰草汤，加山栀、蒌仁、郁金、豆豉、贝母可也。其脾胃阳衰，痰饮内聚，似酸非酸，似辣非辣，以脾虚痰饮伪嘈症也，即与大建中汤（白芍、炙甘、桂枝、饴糖、姜、枣）、苓桂术甘汤（云苓、白术、桂枝、甘草）、附子理中汤（附子、白术、干姜、炙甘）。

斯症当记真嘈养胃阴，痰火用清降，寒饮补脾阳，此为要诀耳。

噎膈 反胃

经云，三阳结谓之膈。又云一阳发病，其传为膈。丹溪谓噎膈反胃，良由血枯气衰而成。故上不得入，下不得出，遂成上关下格之症，而阴裹于下，阳结于上也。

夫噎者，饮食原可下咽，乃因气泛阻塞，如有物梗而不能下之状。此槁在吸门，由于酒热，或因气郁而成者，肺脉必涩，与五部不同，当开肺气，药宜清降轻剂。而肺为上清之娇脏，若投苦寒沉降，非其治也。用杏蒌开降法（杏仁、郁金、蒌皮、桔梗、山栀、枇杷叶、枳壳、冬葵子、香豉、紫菀、白蔻，加贝母、桃仁、姜汁、白苏子、云苓、竹沥之治）。若右寸虚数，口燥作渴，阳症阳脉之噎者，此属肺津告竭，气火自生，当用五汁饮以救液（甜杏汁、枇叶汁、萝卜汁、梨汁、蔗汁、苏子汁、麦冬汁、芝麻汁、藕汁、柏子仁汁、生地汁、粳米汁、竹沥、松子汁、姜汁）。此噎属肺气之逆乱也。

而膈者，心下格拒，饥不能食，勉强下咽，食入即出。此槁在贲门，多因七情内伤，五志过极，纵情嗜欲，恣意醇浓，以致伤气内竭，阴血内枯。治宜调养心脾，以舒结气（柏子仁、枣仁、山药、甘草、南枣、茯神、麦冬、莲子、小麦）；填精益血，以滋枯燥也，五仁丸（柏子仁、麻子仁、桃仁、松子仁、李仁，加苁蓉、地黄、清阿胶、龟板、白蜜、参乳粉、人参、人乳之类）。而脉至虚数，或有涩小，呕涩痰涌，胸痞腹胀，阳不转旋上，膈则不能食，阴枯于下，下闭则大便难矣。此槁在幽门，治以通阳开痞，通补胃腑，泻心汤（川连、干姜、甘草、黄芩、半夏、大枣），进退黄连汤，或上则燥甚，二便清通，用附子泻心汤，是上热下寒主治耳。如废食不便，消渴不已，心逆呕涩，喜食甘酸，此肝阴胃枯槁殆尽矣，而胃属阳土，宜凉宜润，肝为则脏，宜柔宜和，当与甘酸两济其阴，如鲜生地、阿胶、白芍、乌梅，或天冬、甜杏仁、柿霜、玉竹、麦冬、大贝母、胡麻、梨汁之类，或地黄汁、大麦冬汁、柏子汁、甜杏汁、梨汁、松子汁、芝麻汁、藕汁，以上入汁熬膏可也。

如有清水涎沫，冷腻寒痰，脉来沉而软，脘窄不纳，热饮稍爽，二便通利，斯胃阳衰残，欲结之象矣。宗大半夏汤（半夏、人参、白蜜，加粳米、姜汁）、秫米半夏汤（秫米、半夏，加枳实、姜汁），外台茯苓饮（茯苓、白术、橘皮、人参、生姜、枳实，加香豉、姜汁）、二陈汤（橘皮、茯苓、半夏、甘草，加生益智、丁香皮、姜汁）之类，而胃属阳腑，以通为补，仲景之法也。凡脘中常痛，大便艰涩，此阳衰血瘀之症，又当予桃仁、橘红、红花、半夏、当归、菱皮、香豉、郁金、薤白汁、生姜汁，金铃子散（金铃子、延胡索），年壮者，加制军是也。

反胃者，食入良久，完谷吐出，脉软无力，此乃胃中无阳，浊阴腐壅，开合之机已废，当仿仲景阳明辛热宣通之例，吴萸理中（吴萸、白术、干姜、炙甘）、附子理中（熟附、白术、干姜、炙甘）。此一症，凡香燥之药，久在禁内。然虽仿用辛热，定必谛审其阳微浊踞，乃可用耳。或命门火衰，不能熏蒸脾土，而为朝食暮吐，暮食朝吐，此槁在阑门，治宜益火之源，以消阴翳，桂附八味（熟地、山药、茯苓、肉桂、山萸、丹皮、泽泻、附子）、七宝美髯丹（首乌、菟丝、杞子、白茯苓、人参、当归、白术）；补土通阳，以温脾胃，桂附六君（肉桂、人参、白术、陈皮、茯苓、炙甘、半夏）、脾肾双补丸（人参、山药、橘红、五味、莲肉、砂仁、肉蔻、萸肉、菟丝、破故纸、巴戟）可矣。其虫食二膈，审其来由，均宜对明脉症，一杀虫一消导，治之无误。

大凡上吐白沫，下出羊粪，法载不治，勿得勉而行之。张景岳论此症之大法，常以脾肾为主，其理甚通，宗之可也。

三　消

有上消，饮不解渴，参麦散（去五味，人参、麦冬，加石斛、会皮、粳米、佩兰、柿霜）、玉女煎（熟地、知母、牛膝、石膏、麦冬）、清燥救肺汤（桑叶、阿胶、胡麻仁、枇杷叶、杏仁、石膏、炙甘、人参）、炙甘草汤（又名复脉汤，炙甘、生地、阿胶、桂枝、人参、麦冬、麻仁、姜、枣）、《本事方》神效散（浮石、蝉退、鲫鱼胆七个，调服三钱），练丝汤以代茶。

中消善饥，食不能饱，玉女煎加阿胶、生地，犀角地黄汤

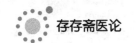

（犀角、生地、丹皮、赤芍，合人参、麦冬、五味子），六味地黄汤（熟地、山药、茯苓、山萸、丹皮、泽泻）加天冬、麦冬、龟甲、莲草。

下消溺来浑浊，饮一溲二，固本丸（生地、熟地、天冬、麦冬），六味地黄汤加车前、牛膝，知柏地黄汤（即六味地黄加知母、黄柏），金匮肾气丸（熟地、山药、云茯苓、车前、泽泻、附子、丹皮、官桂、牛膝、山萸）。其阳动烁津，消渴善饥，便涩少溲，此即元阳□动而为消烁者，用河间甘露饮（寒水石、滑石、茯苓、白术、甘草、石膏、猪苓、泽泻、桂）。三消之治无迷漏矣。

此症虽有上、中、下之分，不越阴亏阳亢，津涸热淫而已。仲景之肾气丸，助真火蒸化，上升津液。《本事方》神效散，取水中盐寒之物，遂其性而达之。二者可谓具通天手眼，万世准绳矣。盖古人谓入水无物不长，入火无物不消。河间每以益肾水制心火，除肠胃□热之燥，济身中津液之枯，即玉女煎、六味加天冬、麦冬、龟甲、旱莲草，一是消阳明之热以滋少阴，一以救心肺之阴而下顾真液。其甘露饮、复脉汤，是生津清热，润燥养阴，甘缓和阳，此皆备治三焦之地，以息燎原之势耳。喻嘉言又□以六味治上消，白虎治下消，病不能医之罪也。

呕 吐

胃司纳食，主乎通降，转化物而不藏，以通为补也。如胁胀气逆，偏在作痛而呕，脉两关弦大；而吞酸，乃由于肝气冲逆犯胃，故《灵枢》云足厥阴肝所生病者，胸满呕逆。况五行生克，木必犯土，而胃病治肝，膈一法也。理中汤（干姜、炙甘、白术）、安胃丸（人参、乌梅、川椒、桂枝、广皮、白芍、川连、附子、干姜、青皮、川楝、黄柏）、代赭旋覆汤（代赭石、旋覆花、人参、炙甘）、左金（吴萸、川莲）合二陈（橘红、茯苓、半夏、炙甘）治之。如气从少腹冲起，为呕为胀，痛甚而吐者，是厥阴浊逆，用丹溪法：白韭根、淡吴萸、当归尾、金铃子、两头尖、小茴香、上桂木、炙山甲、橘核、茯苓等味。如久则肝胃两败，呕吐青绿涎沫，此肝风大震，胃口翻空，用复脉汤（炙草、人参、生地、麻仁、桂枝、麦冬、阿胶、姜、枣）、甘麦大枣汤加人参是矣。

或上冲呕逆已久，脉症大虚，是冲脉动，下焦奇经冲逆犯胃，当与温煦，鹿霜、杞子、当归、云苓、苁蓉、沙苑、桂心、紫石英等治之。如中阳不健，食入良久，呕吐酸沫，面黄脉小，又宜大小建中（白芍、炙甘、桂枝、饴糖、姜、枣）、附子理中（附子、白术、干姜、炙甘）、吴茱萸汤（吴茱、白术、人参、炙甘）、大半夏汤（人参、半夏、白蜜）、真武（附子、白芍、白术、白茯苓、炙甘、姜、枣）、苓姜术桂（云苓、白术、干姜、桂心，加藿香、益智、砂仁、丁香、厚朴、豆蔻）可也。若食不得入，是有火矣，而舌赤口燥，脉洪而呕吐者，用栀豉汤（炒黑山栀、淡豆豉）、温胆汤（橘皮、茯苓、竹茹、半夏、甘草、姜汁）、泻心汤（川连、黄芩、半夏、干姜、甘草）。或因气郁胸闷，格拒嗳噫而吐者，斯为气阻呕逆，用叶氏开降法（杏仁、郁金、香豉、蒌皮、山栀、桔梗、枳壳、冬葵子、杷叶），加二陈、省头草可矣。

如呛咳由肝火刑金而吐者，丹溪谓上升之气，自肝而出，木火上凌，柔金受克，当养金平木，使土官无妆贼之害，滋水制火，令金脏得清化之权，与苏子降气汤（杏仁、桑叶、沙参、杷叶、竹沥、苏子、丹皮、麦冬、绛香）。若久呕胃伤，脉数症虚者，用黍米加养胃阴药（沙参、五味、梨肉、百合、谷露、麦冬、白芍、蔗汁、玉竹、云苓）。脉小症虚者，附子粳米汤（附子、半夏、炙甘、粳米、人参、大枣）。

凡此症，治肝治胃，寒药热药，全在通和，而滋腻之味，在所不用，以主乎通降之题目也。

痞　满

古称痞闷，都属气分之郁。中焦失□，能使上下不行也。攻之过极，散则成臌。大凡六淫外侵，古贤以苦辛为泄，仲景之泻心汤、杏蒌开降、栀豉、二陈，加枳壳、桔梗，温胆汤加佩兰、绛香，生脉散（人参、麦冬、五味子、枇杷叶）之类是也。脾胃内伤，当辛甘为散，仲景苓甘姜桂汤（云苓、干姜、甘草、桂枝）、附子理中汤（附子、白术、干姜、甘草）、大半夏汤（人参、半夏、白蜜）、冷香丸（厚朴、半夏、草果、茯苓）、缩脾饮（砂仁、木瓜、甘草、益智、陈皮）、藿香正气丸（藿香、白芷、茯苓、陈皮、厚朴、甘草、紫苏、大腹皮、白术、半夏、桔梗）。

其保和丸（山楂、半夏、陈皮、连翘、神曲、茯苓、莱菔）以化食，白金丸（白矾、郁金）以驱痰，杏蒌开降气分，栀豉除热化腐，姜附暖中，参苓养胃，生脉敛液，总在临证视其阴阳虚实，灵机应变耳。

胀

胀病之因，或气、血、痰、虫、郁、积、湿、寒、热在脏腑、脉络、皮肤、上下、表里，皆能作胀。或始于寒，久化热，或始于热，末传寒。先论脾胃阳虚中满作胀，或单腹胀者，右关沉小或软缓，症见食谷不运，腹鼓，便溏，不渴，小解清，面色黄，口不知味。喻嘉言谓：能变胃而不受胃变，苟非纯刚，曷胜其任？建中（白芍、炙甘、桂枝、饴糖、姜、枣）、吴萸附子理中（吴萸、附子、干姜、白术、炙甘）、苓姜术桂（云苓、白术、干姜、桂）、真武（附子、白芍、炙甘、白术、茯苓）、冷香缩脾（厚朴、半夏、砂仁、陈皮、甘草、草蔻、茯苓、益智、木瓜）、平胃（苍术、陈皮、甘草、厚朴、半夏）、分消（於术、厚朴、猪苓、椒目、鸡内皮、青皮、泽泻）、治中（即理中加陈皮、青皮）、大半夏（半夏、人参、白蜜）、茯苓饮（茯苓、半夏、人参、白术、枳实、橘皮、生姜）。此即《内经》谓浊气在上，则生膜胀，太阳所至为腹胀也。《本草》云白术配厚朴，能治太阴虚胀，仿洁古枳术之意也。考古治胀名家，必以通阳为务耳。溺赤色，饮水胀，《病能篇》云若骤胀者，属热，用五苓散（猪苓、泽泻、桂枝、茯苓、白术，加滑石、石膏、寒水石，名河间甘露饮）、五子五皮汤（杏仁、苏子、莱菔子、葶苈子、白芥子、茯苓皮、瓜蒌皮、大腹皮、陈皮、姜皮）、附子泻心汤（附子、干姜、半夏、川连、黄芩、甘草）、小温中丸。

或有女人湿脚气，足腿发肿，气逆上攻，冲胃作痛，呕吐寒热，与乌梅丸（乌梅、当归、黄柏、干姜、细辛、人参、川连、桂枝、附子、椒目）安胃丸（人参、川椒、桂枝、广皮、白芍、黄连、乌梅、附子、干姜、青皮、川楝子、黄柏，一方无广皮，有当归、细辛）、木防己丸（防己、石膏、桂枝、茯苓）、牡蛎泽泻汤（牡蛎、泽泻）、三妙丸（苍术、黄柏、牛膝）、萆薢分清散（萆薢、益智、甘草、食盐、乌药、茯苓、石蒲）、泻心汤，均加郁金、木瓜、牛膝、沉香、薏米治之。

有命阳无火而肠胀者，右关尺沉软微小，病见多泻，食不运，面黄，不渴，便清，畏冷，行而气坠入下，卧乃气壅于上，胀来午后加剧，入夜更甚，当与参附汤（人参、附子）、参茸丸（人参、鹿茸）、五子丸（菟丝子、枸杞子、家韭子、覆盆子、金樱子）、青囊琬龙丸（鹿角胶、菟丝子、熟地、茯苓、鹿角霜、故纸、柏子仁）、韭子丸（家韭子、鹿茸、菟丝子、肉桂、炮姜、苁蓉、杜仲、熟地、巴戟、牛膝、当归、石斛）、唐郑相国方（破故纸、核桃肉）、苓术菟丝丸（茯苓、菟丝、莲肉、杜仲、白术、山药、炙甘、五味子）、玉壶丹可矣。

此胀门分中土寒、热、命门无火三症三法也，或上中下而兼肿者，当与肿之三焦之方合参可矣。若论胀因于偏致者，必审明起病，配合脉象，非正病正治之法，必得补伪救弊，分门别类，当有效矣。

凡女人当经不下，胀满腹大，小便或利或涩，而气壅者，用四物汤（当归、川芎、白芍、生地）加桃仁、丹参、泽泻、红花、延胡、琥珀、牛膝；作痛者，加失笑散（炒五灵脂、蒲黄）。若女人先肿胀而后经断者，治在气分，用辛香流气饮（防己、白术、细辛、云苓、川乌、独活）；若经先断而后肿胀者，治在血分，即前四物加减法。以上两症，如经不行，则成血蛊矣。

肿 胀

肿者，本乎水，当分阴水阳水。有因风湿热气外束，为有余，即名阳水；或大病后，脾肺虚弱，不能通调水道，心火克金，肺弱不能生肾水，以致小水不利也；或因肾经阴亏，虚火灼肺金而溺少，倘用行气分利，必致喘急痰盛，小水短赤，酿成肿症，此为内发者，为不足，即为阴水。当对明脉症，按经补之。即归脾（人参、茯神、远志、白芍、龙眼、黄芪、枣仁、当归、炙甘、姜、枣）、建中（白术、炙甘、桂枝、饴糖、姜、枣）、六君（人参、白术、陈皮、茯苓、炙甘、半夏）、生脉散（人参、麦冬、五味）、猪苓汤（猪苓、泽泻、阿胶、滑石）、猪肚丸（猪肚、牡蛎、白术、苦参）、参苓白术散（人参、白术、山药、建莲、砂仁、桔梗、云苓、炙甘、扁豆、薏仁、陈皮），均加稽豆皮、砂仁壳、薏仁米、大腹皮、云苓、飞滑石治之。

《内经》谓诸湿肿满，皆属于脾。又云从上者治上，从下者治下；或上甚于下者，必先治其上，而后治其下；抑或下甚于上者，必先治其下，而后治其上。以分病有缓急。《内经》曰急则先除也。有湿在上焦，暴来面肿，气喘溺少，肺气不降，下焦不行。寒湿者，脉软口润，用葶苈大枣、五子五皮（杏仁、苏子、莱菔子、葶苈子、白芥子、桑皮、姜皮、陈皮、大腹皮、冬瓜皮、姜皮、茯苓皮）；温热者，脉数口渴，用麻黄杏仁甘草石膏汤、越婢汤（麻黄、石膏、甘草、姜、枣），此以风水皮水，宣其经隧之治。即《内经》要旨是开鬼门以取汗，洁净腑以利水也。如胸腹肿胀，寒湿者，脉沉软或迟缓，用分消汤（於术、厚朴、青皮、椒目、鸡内金、猪苓、泽泻）、胃苓汤（苍术、陈皮、猪苓、泽泻、厚朴、甘草、赤苓、桂枝、白术）；湿热者，脉数，口渴，溺涩，用五苓散（猪苓、泽泻、桂枝、赤苓、於术）、泻心汤（川连、黄芩、甘草、干姜、半夏、姜、枣）。

如湿在下部而肿者，用分利。寒湿者，白通草汤（通草、细辛、猪苓、赤豆皮、海金砂、泽泻、葶苈、茯苓、蚕砂）、辛香流气饮（防己、於术、细辛、茯苓、川乌、独活）、五苓加川椒目、附子；湿热者，牡蛎泽泻汤（牡蛎、泽泻）、三妙丸（苍术、牛膝、黄柏）、五皮饮加牛膝分清汤等。筋骨痛者，活络丸；气陷下肿，治中汤（人参、木瓜、广皮、云苓、益智、煨姜）、补中益气汤（人参、白术、橘红、升麻、黄芪、炙甘、当归、柴胡、姜、枣）。肾阴虚者，黑地黄丸（苍术、干姜、熟地、五味），佐牡蛎泽泻汤；命门兼虚者，水失火而败，金匮肾气汤（熟地、山药、茯苓、肉桂、山萸、丹皮、泽泻、附子、车前、牛膝）。

或有口燥大渴，溺清便溏，或口不燥渴，二便结涩，此湿热与寒水之气交横，气喘溺少，通身肿胀，用禹余粮丸，又名大针砂丸，崇土制水，暖下泄泻也。其肿而腹兼胁痛者，薤白瓜蒌白酒，加桂枝、半夏，滑润气机之痹结；肿而脉涩，周身经络作痛者，用肉桂、归尾、干姜、制军，搜逐血沫凝于经隧也。或肿而脉来弦滑者，控涎丹（甘遂、白芥子、大戟）、神保丸（木香、全蝎、胡椒、巴豆、神芎）、导水丸（大黄、滑石、黄芩、黑丑）、玉壶丹，视其轻重而痰水驱之可矣。此皆治未损其脏气，而但在腑之上下，膜之表里者，分上中下发肿一门也。

肿必兼胀，或肿胀并作，两症兼参矣。凡男从足肿上，女从头肿下，脐凸肚大青筋，两缺盆平，手足背俱浮，名臌胀者，以腹大如鼓名之也。臌胀方：

　　新绛一钱五分　蜣螂二钱　　延胡一钱五分　丝瓜络一枚
　　木瓜一钱五分　通草一钱　　路路通十个　　生米仁八钱
　　陈香橼皮半只　佛手柑三朵　郁金一钱　　　远志八分

即此数味，加减出入，自能奏捷；至消滞莫如红曲、鸡内金，达下莫如车前子，降气莫如苏子、川贝。

黄　疸

盖《金匮》黄疸立名为五：曰劳，曰谷，曰酒，随经蓄血，入水黄汗。其名虽异，治法多同。故辨症三十五条，立方只有十二。或因内发，或因外并，先审黄之必发不发，在小便之利与不利，疸之易治难治，在口之渴与不渴。若治不如法，即变肿胀，疸散成臌，险剧之症矣。而疸者，身、发、目黄，溺黄之现也，病因湿着得之，有阴阳之别、脏腑之分、虚实之殊耳。

夫阳黄者，湿从火化，瘀热在里，胆热液泄与胃中浊气相并，上不得越，下不得泄，熏蒸郁遏，侵于肺胃，是以身目俱黄，热流膀胱，溺色为之变赤，其黄如橘色而亮，阳主光明，当治在胃。脉数口燥，胸满不食，腹胀便结，用茵陈将军汤（绵茵陈、大黄）；若二便不闭者，以茵陈蒿汤（绵茵陈）、五苓散（猪苓、茯苓、泽泻、桂枝、白术）、河间甘露饮（即五苓散加寒水石、滑石、石膏）、木防己汤（木防己、桂枝、石膏、茯苓）、中

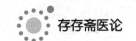

满分消汤（於术、青皮、猪苓、椒目、鸡内金、厚朴、泽泻）、胃苓汤（苍术、陈皮、猪苓、桂枝、泽泻、厚朴、甘草、赤苓、於术）、牡蛎泽泻汤（牡蛎、泽泻）、刘松石猪肚丸方（白术、苦参、牡蛎、猪肚）、栀豉汤（山栀、豆豉）、益元散（滑石、甘草、辰砂），其杏仁、枳壳、砂仁、青皮、橘皮、蒌皮、桔梗、草蔻、厚朴、半夏、茯苓、建曲、大豆黄卷、大腹皮、郁金、谷芽、薏仁米，视其脉症，随症出入可也。

又阴黄之作者，湿从寒水，脾阳不能化热，胆液为湿所阻，渍于脾土，浸淫肌肉，溢于皮肤，色如熏黄，其色昏暗，故阴主晦，当治在脾，脉必沉缓，或软或迟，口不燥渴，溺清便溏，即用罗谦甫茵陈四逆汤（茵陈、附子、干姜、甘草），均加温热渗利，多进可痊。若或误投凉剂，下咽即毙矣。

其虚者，无寒热之现症，无湿注之脉象，其色发黄者，多因忧愁伤心，脉寸部小，思虑伤脾，脉右关虚，病后失调，少寐少食，饥饱劳役，则神衰精败，断无迟数之脉，二便闭结之现，都由气血衰耗，中土凋残，必得归脾、六君、建中、补中益气等，或进疸门之药，必致尪矣。此疸，分派三门，分寒温也。湿热也，本虚也，他如因由夹杂，变幻多端，须认明原委，细配脉症，斯得通权变之旨矣。

疟

诸疟，由风、寒、暑、湿滞之，伏邪发于心、肝、脾、肺、肾之脏络。而疟不离少阳者，亦如咳不离乎肺也。故胆经半表半里，阳入于阴，阳胜为热；阴出于阳，阴胜则寒。此症春冬间有，惟夏秋者多，今分上焦暑热，中焦湿气，二气何者为重，古法以桂枝治太阳，以白虎治阳明，柴胡治少阳，兼痰合二陈，食滞合平胃，溺涩合五苓，便闭大柴胡，有汗加黄芪、白术，无汗苍术、葛根，日入常山、槟榔，夜加桃仁、赤芍。是暑必挟湿，喘伤气分，以上焦肺金主之。若暑热重者，右寸虚数，必热重寒微，唇舌必赤，烦渴饮冷，无痞满之现，有汗而不解，脉色俱有阳盛之候，宗桂枝白虎（桂枝、知母、石膏、甘草、粳米）、天水散（滑石、生甘草），加黄芩、花粉、连翘、赤芍、青蒿、薄荷；或舌白加杏仁、厚朴、姜汁、草蔻、郁金，二陈汤、小青龙（去干姜、麻黄、细辛、半夏、白芍、五味、甘草），愈后养肺胃之阴，加新谷露，此肺疟之症治也。

按仲景云六脉如平人，但热无寒，骨节烦疼，微呕作渴，病名温疟，桂枝白虎主之。盖夏秋之热，口鼻吸暑，其初则暑邪轻小，不致病发，秋深凉气外束，里热欲出，营卫二气兼行，邪与相触，斯为热起，临解惟汗，然邪不能尽，则混处气血中矣，是气邪两泄。故圣人立法，以石膏辛寒，清气血之伏热，佐桂枝辛温之轻扬引导凉药，以通营卫，兼知母理阳明独胜之热，而手太阳肺亦得秋金肃降之司，甘草、粳米，和胃生津，此一方兼备。故方下自注云：一剂知，二剂已也。知者，谓病以知其对症；已者，中间当愈之称耳。此温疟之治也。

瘅疟者，《金匮》云阴气孤绝，阳气独发。病现瘅热不寒，脉至虚数，壮热烦闷，消烁肌肉，仲景亦不设方，但云以饮食消息主之。喻嘉言主以甘寒生津可愈，生脉散（人参、五味、麦冬）合荷米煎（鲜荷叶、香粳米），加梨汁、蔗汁、乌梅、竹心，或

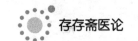

加鲜生地，益元散（滑石、朱砂、生甘草），重后天胃气耳。此瘅疟之治也。

若湿邪重者，当究中焦脾胃阳气，疟来时，虽则热，热蒸燔，口舌必有黏腻之白苔，渴喜暖汤，胸脘痞胀，呕恶不饥，寒起四肢，热聚心胸，脉濡。湿热者，茵陈五苓散（茵陈、赤苓、白术、猪苓、泽泻、桂枝）、河间甘露饮（滑石、寒水石、赤芍、白术、石膏、猪苓、泽泻、桂）、苍术白虎汤（苍术、知母、糯米、石膏、甘草）、天水散（滑石、生甘草）、泻心汤（川连、黄芩、人参、干姜、半夏、甘草、大枣）、温胆汤（竹茹、枳实、陈皮、半夏、茯苓）。寒湿者，胃苓汤（苍术、陈皮、猪苓、泽泻、桂、厚朴、甘草、赤苓、於术）、藿香正气散（藿香、苏梗、茯苓、陈皮、厚朴、甘草、白芷、大腹皮、白术、半夏、桔梗）、冷香丸（砂仁、陈皮、甘草、益智、木瓜）、缩脾饮（厚朴、半夏、草蔻、云苓，合二陈、姜汁、丁香）、太无神术散（苍术、厚朴、藿香、陈皮、甘草、菖蒲）、四逆合五苓（附子、炙甘、赤苓、白术、干姜、猪苓、泽泻、桂），肿用五皮饮（姜皮、五加皮、大腹皮、桑皮、茯苓皮）。独寒无热，谓之牝疟，四逆汤（附子、炙甘、干姜）、理中汤（干姜、炙甘、白术）。久则正不胜邪，露姜饮（人参、生姜同煎，露一宿）、苓桂术甘汤（云苓、白术、桂枝、甘草，加生地、鹿角）、四兽饮（人参、白术、陈皮、乌梅、草蔻、云苓、炙甘、半夏、首乌）、归脾汤（人参、白术、炙甘、枣仁、木香、黄芪、茯神、当归、远志、龙眼肉）、补中益气汤（人参、白术、当归、升麻、黄芪、炙甘、陈皮、柴胡、姜、枣）。

止截法：乌梅、草蔻、槟榔、烧酒炒常山，加首乌、半夏、姜汁、云苓、厚朴，大虚加人参。此皆治脾经之疟也。心经热疟者，热多昏谵，舌绛烦渴，左寸虚数，犀角地黄汤（犀角、生地、赤芍、丹皮）加元参、连翘、竹叶、麦冬、银花；甚用牛黄丸，此治心经热疟也。肝疟见症：疟来呕吐，呃逆，眩晕，发厥昏冒，少腹痛，蛔虫出，左关弦小，此厥阴正疟，乌梅丸（乌梅、当归、黄柏、干姜、细辛、人参、川连、桂枝、附子、川椒）、安胃丸（人参、川椒、桂枝、乌梅、附子、干姜、广皮、白芍、黄柏、青皮、川楝、黄连，一方无广皮，有当归、细辛）、泻心汤加桂枝、乌梅，解后，继与乌梅汤合苓芍丸（乌梅、鳖甲、木瓜、黄芩、首乌、知母、云苓、白芍），再与养阴丸（蒸冬叶、茯神、制首乌、黄菊、黑芝麻、柏子仁、杞子、当归、龙眼肉为丸）。若久则疟邪结于左胁有形名疟母，鳖甲煎丸（鳖甲、柴胡、鼠妇、大黄、桂枝、石苇、丹皮、紫葳、人参、阿胶、赤硝、桃仁、乌扇、黄芩、干姜、乌药、葶苈、厚朴、瞿麦、半夏、䗪虫、蜂窠、蜣螂），清酒煅灶下灰为丸，三十粒，分早、中、晚三次服，可也。

后汉张仲景推广圣经蕴奥，谓疟邪经久不解，势必邪结血中，有癥瘕疟母之累瘁，制方鳖甲煎丸。方中大意取虫蚁有四意，谓飞者升，走者降，灵动迅速，追拔沉混气血之邪，盖散之不解，邪非在表；攻久不去，邪非着里，补正祛邪，邪正并树无益。故圣人另辟手眼，以搜剔络中湿处之邪，治经千百，历有明验，服十二日干支一周，倘未全功，当升八脉之气，由至阴返于阳位，无有不告安之理矣。煎方用通络汤（归须、旋覆花、桃仁、川芎、香附、新绛、葱头、红花、延胡、蒲黄、五灵脂、生牡蛎），皆宣通气血，摘而用之。虚人疟母，理阴煎（熟地、干姜、炙甘、当归、肉桂，加丹参、红花、炒黑蜀漆）。兼胃者，标泻心汤、左金丸（吴萸、川连）安胃和胃。肝阴虚，乌梅汤；胃阴亏，戊己汤（陈皮、茯苓、白芍、半夏、甘），两和合参。热陷下痢，中痞不食，人参泻心汤（人参、干姜、半夏、川连、黄芩、大枣）加当归、广皮、银花、白芍。劳疟，遇劳即发，四兽饮。痞甚，栀豉开降（山栀、豆豉、杏仁、蒌皮、郁金、桔梗、枳壳、枇叶、冬葵子）、阳旦汤（桂枝、白芍、黄芩、姜、枣），此三兼症也。

论三阴疟云：邪浅则一日一发，邪深则间日一发，邪最深三日一发，古称为三阴大疟。以肝、脾、肾三脏之见症为要领。其补泻寒温，亦不离乎仲景之三阴为根蒂也，可知阳经轻浅之方，治之无益，其心、肝、脾三阴，主与前法相同。惟少阴肾经之疟，脉沉冷汗，阳虚欲脱，参附汤（人参、附子）、参茸丸（人参、鹿茸）、参附救逆汤（人参、桂枝、牡蛎、炙甘、附子、龙骨、蜀漆、姜、枣），其太阴之虚胀满，通补醒中，开腑五苓。少阴痿弱成劳，滋阴复脉，温煦奇阳，用人参、鹿茸、附子、蜀漆、当归、桂枝、牡蛎。厥阴厥热吐蛔，乌梅丸。邪结疟母，鳖甲煎。心营久热，有见红之累。肺经郁久，胃秘肠痹，呕逆不纳之，泻心。胆蒙之，牛黄丸。暴脱，宜参、茸。救逆呕呃，与代赭旋覆汤。阳疟之后养胃阴，阴疟之后理脾阳。抱定肺脾暑湿寒热用药，三阴之寒温补泻处方，加以脉色融通无拘，方不愧良工也夫。

腰髀酸楚，交会中宫，遂作寒热，此属劳。汗衣湿久，化为水，名曰肾着、薄疟，乃带脉为病。不与时疟同例治也，用七宝美髯丹加减（首乌、枸杞、白芍、菟丝、归身、茯苓、牛膝，加巴戟肉、金毛狗脊、桂心、胡芦巴、小茴香）。

痢

痢者，古称滞下。非停滞饮食而言，是暑湿内侵，夹其饮食，乘其罅隙，隐于肠间，屈曲腑中，流行阻遏而为痢也。证见胸中痞塞，不食不饥，肛门沉坠，里急后重，下痢红白，三焦皆受邪蒸，上下浑如两截，九窍六腑不通，都属胃病矣。脉必洪大，燥渴溲涩，红痢多者，湿热多也，泻心汤（川连、黄芩、人参、干姜、半夏、大枣）合木香槟榔丸、小温中丸、芩芍丸、香莲丸，加枳壳、厚朴、楂炭、青皮、草决明、郁金、丹皮、桔梗、建曲、麦芽、木瓜、银花、赤芍、乌梅、菖蒲、六一散、二陈汤之类。不渴溺爽，白痢多者，寒湿多也，五苓汤（猪苓、泽泻、桂枝、茯苓、白术）、胃苓汤（苍术、陈皮、厚朴、甘草、白芷、大腹皮、白术、半夏、桔梗）。虚者，加生人参、生黄芪、炒当归、炒白芍；气陷加柴胡、防风、菖蒲。久虚阴液涸，则小水不利，胃脉逆，厌食欲呕，乃痢之疑症也。

上燥生脉散（北沙参、五味、麦冬）加养胃阴法（扁豆、茯苓、百合、花粉、白芍、梨汁、麦冬、木瓜、牛乳、白蜜、薏米、贝母、玉竹、钗斛、柿霜、蔗汁、糯稻根须、乌梅、人乳、鸡子清、省头草）。肺阴治同，下虚理阴煎（当归、干姜、炙甘、熟地、肉桂）、复脉汤（炙甘、生地、麻仁、桂枝、人参、麦冬、阿胶、姜、枣）可矣。此两法，即苦寒泄热，辛香流气，渗泄利湿。再者，苦味可以坚阴，芳香可以理脾，淡渗可以祛湿。而河

痢

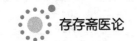

间、丹溪用清热导气者为此也。

噤口者不食，有因暑湿格拒，气机逆闭，上下之势浑如两截，邪无出路，正亦消亡，泻心苓芍丸、香连丸，如草决明、金银花、山栀、乌梅、石莲子、黑楂肉、丹皮、粳米。有因脾肾素虚，阴邪从中而下，先伤太阴，继伤少阴，关闸大开，痛泄无度，戊癸少化火之机，命阳乏蒸变之力，不食不饥，为呕为胀，又宜理中汤（干姜、炙甘、白术）、胃关煎（熟地、山药、炮姜、炙甘、白术、扁豆、吴萸）、金匮肾气丸（熟地、山药、茯苓、山萸、丹皮、泽泻、附子、车前、肉桂、牛膝）、理阴煎等所宜也。

有五色痢者，不治；或见三四色者，或可幸成，随其脉症而治之。亦不越清热导气、驱滞利湿而已矣。有头痛、恶寒、发热而为利者，名曰夹表利，先解表而后治利也。有脉弦、先厥后利者，腹痛，呕恶，此寒热而互伤厥阴，先与芍芍丸合川连、炮姜、炒银花、丹皮；继而津涸神昏，恐致变痉，与复脉（炙甘、生地、阿胶、人参、麦冬、麻仁、桂枝、姜、枣）、猪苓汤（猪苓、泽泻、滑石、赤芍、阿胶）、黄连阿胶汤（黄连、黄芩、阿胶、白芍、鸡子黄）。此厥阴下利，宜柔宜通，以血虚有风之治也。有下利黏腻血水，此名协热利，乃肠中湿热之化，若温邪夹此症，最易厥脱，不可不知，用白头翁汤（真北秦皮、黄连、白头翁、黄柏），加益元散（滑石、辰砂、生甘草）。久虚阴亏，用人参固本，加乌骨鸡熬膏，下脏连丸可矣。

有利纯红，名曰赤利，平胃散（苍术、厚朴、陈皮、甘草）合二妙丸，加黑山楂、焦银花、炒地榆、槐花、草蔻仁、樗根皮。或有脉搏大，乃利症之所大忌。况故人治痢，初痢宜通，用景岳理阴煎（当归、白芍、黄芩、炮姜、甘草、川连、肉桂）加酒军。久则脉症延虚，久痢宜补，宜东垣升阳益气汤（生人参、炒当归、生广皮、厚朴、生黄芪、炒白芍、白术、炒山楂、地榆、羌活、防风根），或每晨起痢无痛坠等因，此属肾病，黑地黄丸（苍术、干姜、熟地、五味），或肛坠无积，肠间汩汩有声，此名肠风，理阴煎（熟地、五味、杞子、赤石脂、山萸、当归、川断），治之是也。

有痢纯白，名曰白痢，或先泻后痢，此脾传肾为逆。即土克水之意，症见形寒色瘘，溺涩口燥，腹痛脉小，此当遵古人治痢不越通涩，即与宣扬通浊，六腑宜通之议，附子大黄汤，加益智、猪苓、山楂、厚朴、茯苓、麦芽、当归、茅术、木香、桂心、草蔻。久则投补，况古人谓之痢伤肾，以痛而利，利而痛，按之痛减，属虚，必延肿胀，俾脾阳动而冀运肾阴静可望藏，早与炒焦金匮肾气、理气煎，午服参苓白术散（人参、白术、山药、砂仁、建莲、桔梗、云苓、炙草、扁豆、薏仁、陈皮），加益智可矣。有脉微细，肢厥冷，下痢无度，不能纳食，是阳败阴浊，腑气欲绝，阳明不合，关闸撒撒矣，用桃花汤（干姜、甘草、赤石脂、粳米，加禹余粮、粟壳、诃子）、真人养脏汤（人参、白芍、木香、粟壳、炙甘、焦术、桂、肉蔻、诃子），继而纳谷运迟，坎阳亦衰，自滑而下，用三神丸（五味、肉蔻、故纸）。幸愈以后，缪仲淳脾肾双补丸（人参、莲肉、橘红、山萸、巴戟、菟丝、山药、砂仁、肉蔻、五味、故纸）可耳。

或久虚久痢，腰胯尻髀酸楚，即下元衰惫，伤及奇经，青囊斑龙丸（鹿角胶、菟丝、柏子仁、云苓、鹿角霜、故纸、熟地），去故纸、云苓，名斑龙丸。最难愈者，每起每卧必痢，名曰休息

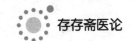

痢，先宜攻之、清之，久则温之、补之、濡之、举之而已矣。

以上廿一条议论之为纲领。但痢属于脾肾，脾之初利宜通，即清热导气、驱滞利湿，而久利宜通补，当通补、温补、守补，滑则涩，陷则举。再久，伤及肾阴亏，命阳虚，阴阳并虚，以辛甘化阳，甘酸化阴，补阴补阳，阴阳并补走奇经，如此可以视症平稳，处药神奇也已。

吴中姚颐真，化出治虚久利捷径良法：以大剂苁蓉，配入人参、肉桂、干姜、当归、附子、制白芍之类，治之靡不应手而愈。想苁蓉之性，温能达下，盐可利质，胃之柔润，以补阳中之阴，较之地黄、阿胶尤胜。与之肠膏竭尽，脉络结涩而痛者，堪称神品。自此推广，用治甚多，若曰某方某药，但治某症，不知活用，反称杜撰，则禁绝后人灵活之心，无从施展矣。

脾　胃

脾胃之阳虚，治法莫详于东垣。因内伤劳倦，而制补中益气，以参、芪补中，二术温燥，升、柴升下陷之清阳，陈皮、木香理中宫之气滞，脾胃合治，诚效如桴鼓。盖东垣之法，不过略于治胃，而详于治脾耳。后人宗其意者，凡著书立论，竟将脾胃统论，即以治脾之药，笼统治胃，举世皆然。今观叶氏之书，始知脾胃当分析而治。若脾阳不亏，胃有燥火，则当遵叶氏养胃阴之法。故凡遇木火之体，患热燥之症，肺胃阴伤，津液不足，或虚痞不食，舌绛咽干，烦渴不寐，肌燥熇热，便不通爽，此即《内经》谓九窍不和，都属胃病。必当遵叶氏，以生脉散（人参、五味、麦冬），加白芍、乌梅、薏米、荷梗、秫米、木瓜、梨肉、蔗汁、粳米、兰草、大麦仁、竹叶、糯稻根须、西瓜翠皮、稆豆皮、莲子、活水芦根、新谷露是也，此义即宗《内经》所谓六腑者，传化物而不藏，以通为用之理也。

立论云：盖脾为己土，胃为戊土，而戊阳己阴，阴阳之性有别也。脏宜藏，腑宜通，脏腑之体各殊也。况纳食在胃，运化在脾，脾宜升则健，胃宜降则和；又太阴湿土得阳始运，阳明阳土，得阴乃安。治脾则喜刚燥，胃喜柔润也。其升降两字，尤为扼要，盖脾下陷固病，即不陷而不健运亦病矣；胃气上逆固病，即不逆而不通降亦病矣。又云仲景急下存津，治在胃也；东垣大升阳气，治在脾也。叶氏参麦敛液，治在胃阴也。此种议论，实超出千古矣。

或右关沉迟濡缓，当胃而痛者，是两关脉不弦，断非肝气犯胃，寒入为多，不必用厥阴之药，此乃胃气痛也。而专与辛热治之，如吴茱萸汤（吴茱、白术、人参、炙甘）、香砂平胃散（香附、砂仁、苍术、厚朴、陈皮、甘草）、附子理中（附子、白术、干姜、甘草）；久则，小建中（桂枝、炙甘、白芍、饴糖、姜、枣）加参芪、参归、归芪，名大建中，又名十四味建中，治之得宜也。

不 食

有胃气则生，无胃气则死，此本病之大纲也。故诸症能食，势虽重而可救；不能食，势虽轻而必致延剧，此理然也。有当食、不当食与禁食，如伤寒、转痉、干霍乱、上下不通，吐泻之际，癍痧未达于表，瘟疫客于募原，疟邪交争，六淫初感，苔厚脉数，发热脘闷，邪气弥漫，作呕痞胀；伤食恶食等症，此必禁食矣。其胃阳虚，胃阴亏，命门火衰，热气阻不食者，最虑土败；而淡饮淡粥，人皆恶之，或辛或酸，人所喜也。其人素好之物，亦可酌而投之。经言以胃喜为补也，惟宜少而不宜多。

如舌赤口燥，脉来空数，知饥不食，此胃阴大亏，当与生脉散（五味、人参、麦冬），加佩兰、扁豆皮、钗斛、檀香泥、鲜荷叶、白芍、乌梅、鲜莲子、大麦仁、梨肉、云苓、香白米、木瓜、薏仁、竹叶、甘草、蔗、芦汁、柿霜等，以治之是也。

如嗳噫胸痞，腹胀口润，脉小形寒，兼之浮肿，此脾阳大虚，又宜建中（白芍、桂枝、炙草、饴糖、姜、枣）、苓桂术甘（云苓、桂枝、白术、甘草）、真武汤（附子、白芍、白术、白茯苓、炙草）、戊己汤（吴萸、川连、白芍）、六君（人参、云苓、白术、炙草、陈皮、半夏）、归脾（人参、黄芪、白术、茯神、炙草、当归、枣仁、远志、木香、龙眼肉、姜、枣）。其三陈（砂仁、草蔻、麦芽、谷芽、益智），加减治之可矣。

或小人食入完谷不化，此小儿伤脾，即治脾虚之药。如平人不因伤食，而致完谷不化不食者，又宜缪仲淳脾胃双补丸（人参、山药、砂仁、山萸、莲肉、橘红、巴戟肉、豆蔻、菟丝、破故纸），是补火生土之治也。

设有伤食恶食，口甜不寐，痰多气闷，大便失畅，俱以兰草汤、二陈汤，加消导可也，标病症甚，禁食当然，自不必述。斯不食一门，可谓备矣。又有不食，胃脉致实，大便如常，当胃时痛，痛不能按，咳吐脓象者，此属胃痈也，虽千金丹皮汤，可以不必，即遵胃家有脓不复治呕，尽脓自愈之论也。若脉伏，痛而能食者，是初起未成，不可不明辨之。

泄 泻

经云：湿多成五泄。曰飧泄，完谷不化，脉弦，是湿兼风也，理阴煎（熟地、炙甘、肉桂、当归、干姜）。曰溏，溏泄则肠垢污积，脉数，是湿兼热也，芩芍丸（黄芩、白芍）、清六丸（滑石、红曲、生甘草）。曰鹜，鹜溏则澄清溺白，脉迟，是湿兼寒也，理中（干姜、炙甘、白术），治中即理中，加陈皮、青皮、四逆（附子、炙甘、干姜）。曰濡，濡泻则身重软弱，脉缓，是湿自胜也。虚，术附汤（白术、附子）；实，胃苓汤（苍术、陈皮、猪苓、泽泻、桂、厚朴、甘草、茯苓、於术）。曰滑，滑则脉微气脱，四柱（人参、茯苓、附子、木香，加肉豆蔻、诃子，名六柱饮）、桃花汤（干姜、粳米、赤石脂）、震灵丹（紫石英、代赭石、禹余粮、赤石脂）。

凡五泄，由湿水之盛，火必衰也。当推少阳为三阳之枢，相火煽胃，以熟五谷，少阴为三阴之枢，龙火蒸土，转输糟粕，而胃之纳，脾之输，赖火运之功也。故平水火者，清其源；崇土者，塞其流耳。再初起治标，久则治本。初起脉属寒湿者，如五苓、胃苓、清六和中丸（白术、半夏、槟榔、陈皮、厚朴、枳实、炙甘、木香）、小温中丸（白术、茯苓、陈皮、半夏、甘草、神曲、生香附、炒川连、炒苦参、醋煅针砂研如飞面）、分消汤（於术、厚朴、猪苓、椒目、鸡内金、青皮、泽泻）、藿香正气散（藿香、苏梗、茯苓、陈皮、厚朴、甘草、白芷、腹皮、白术、半夏、桔梗)等。久属虚寒阳亏者，四逆、真武(附子、酒芍、炙草、白术、云苓)、六柱、桃花汤、震灵丹、苓桂术甘、大建中(人参、当归、桂枝、饴糖、黄芪、白芍、炙甘、姜、枣)、六君子(人参、白术、陈皮、云苓、半夏、炙甘草，去半夏名异功散)、四神丸(破故纸、吴茱萸、肉豆蔻、五味)、苓术菟丝丸(云苓、菟丝、莲肉、杜仲、白术、山药、炙甘、五味)、补中益气(人参、白术、当归、升麻、黄芪、炙甘、橘红、柴胡、姜、枣)、石刻安肾丸(附子、川乌、肉桂、川椒、巴戟、破故纸、远志、茯苓、山茱萸、韭子、胡芦巴、苁蓉、川楝、青盐、菟丝、赤石脂、茯神、茅术、杜仲、石斛、小茴、柏子、鹿茸、山药)、戊己(即异功加白芍)、参茸丸(人参、鹿茸)、东垣升降法等。

如初起脉症属热者，苓芍丸、安胃丸(人参、川椒、桂枝、广皮、白芍、黄连、乌梅、附子、干姜、青皮、川楝、黄柏，一方无广皮，有当归、细辛)，久则延虚，专理阴煎、黑地黄丸(苍术、干姜、熟地、五味)。

此泄泻审定湿之寒热，初标责脾，久则继虚，补土补火是也。

生　虫

虫之名有九，未能尽其形状。虫长一尺，竟能杀人。其原者皆由饮食停滞，湿郁热蒸而成。人之生虫，犹树之有蠹，其湿可知矣。凡现象嘴唇有灰星白点，筛于其上，而色萎黄，眼眶青黑，呕吐涎沫，起伏作痛，聚散无定，痛止能食，食亦不为肌肤，如此外象，脉不沉缓，而反洪大者，是虫积之脉，症相对也。或从呕吐、大小便出。若虫势急骤者，当用攻逐，如黑丑（即黑牵牛）、槟榔、三棱、大黄、莪术之类；虫去则调其脾胃，缓者用酸苦，泄热燥湿，兼以相制相畏之品，如川连、乌梅、芦荟、芜荑、榧实、胡连、川椒、苦楝、雷丸、使君子之类；脾弱运脾，参苓白术散（人参、白术、山药、建莲、砂仁、桔梗、茯苓、炙甘、扁豆、薏仁、陈皮）、资生丸（人参、莲肉、薏仁、茯苓、神曲、山药、白蔻仁、桔梗、川连、白术、扁豆、芡实、楂肉、麦芽、厚朴、甘草、藿香）。胃滞导滞，用太和中饮（陈皮、厚朴、山楂、泽泻、枳实、麦芽、砂仁）、保和丸（山楂、茯苓、陈皮、神曲、半夏、莱菔子、连翘）。利湿热，五苓散（猪苓、泽泻、甘草、茯苓、白术、桂枝）去桂枝。化热不透，内蕴，三妙丸（苍术、牛膝，黄柏不用）加砂仁壳是也。辨明寒热、虚实、湿虫之缓急，可无遗误耳。

吐 蛔

凡蛔虫上下出者，皆是厥阴乘犯阳明。仲景云蛔出虫，都从惊恐得之，乌梅丸、安胃丸。古人谓上升吐蛔，下降狐惑，皆胃虚少谷，肝脏厥气上升耳，代赭旋覆汤（代赭石、人参、半夏、旋覆花、甘草、姜、枣），进退黄连汤（姜汁炒川连、炮干姜、人乳拌蒸人参、桂枝、姜制半夏、大枣）。上，进法，用本方三味不制，水三茶钟煎，减半温服；退法不用桂枝，黄连减半，或加肉桂五分，如上制煎服，均加川椒、川连、乌梅、川楝。食谷则吐蛔者，用左金丸（吴萸、黄连）加人参、半夏、茯苓、乌梅，外台茯苓饮（茯苓、白术、橘皮、人参、枳实、生姜）加干姜、川连。或阳衰胃虚，阴浊上乘而吐蛔者，建中（白芍、炙甘、桂枝、饴糖、姜、枣）、附子理中（熟附、白术、干姜、炙草）、真武（附子、白术、炙草、白芍、白茯苓）。或有风寒暑热、湿动肝胆而吐蛔者，仍照本门治之，佐药即闻酸则静，见苦乃安之法矣，亟用椒、梅、连、楝、芩、芍之类是也。或小儿吐蛔泻蛔，治标则有杀虫之方，如芜荑、使君子、槟榔、榧实、楝根、雷丸，治本则温补脾胃，佐入清疳热也。

而吐蛔症，属胃本虚，因厥阴之邪上干，蛔不能安，故从上而出焉，皆不离乎仲景之乌梅安胃法，以苦、酸、辛、寒、热并用，当与呕吐门同参可也。

积　聚

自《难经》分出积者，阴气也，五脏所生；聚者，阳气也，六腑所成。属脏者为阴，阴主静，则坚而不移；属腑者，为阳，阳主动，则移而不定。初起气结在经，久则血伤入络，盖着而不移，阴邪入络，必无阳动之气，以旋运之，必有阴静之血以倚伏之。是必藉体阴用阳之品，方能入阴出阳，当与辛散宣通之方，用通络汤（归须、橘核、薤白、延胡、官桂、新绛）。而初为气结在经，久则血伤入络，考仲景于劳伤血痹诸法，其通络方法，每取虫义，迅速飞升走降，俾血无凝着，气可宣通，与攻积除坚，徒入脏腑者有间，用飞走升降法：蜣螂虫、川郁金、归须、生香附、生牡蛎、䗪虫、桃仁、川芎、煨木香、夏枯草、大酒曲末，加水稀糊丸，无灰酒送三钱。然宋时诸贤，于五积、九积治法，大意以消补双施，当遵大积大聚岂可犯也，衰其大半而止。所恶者攻，所喜者诱耳，况攻坚变胀，痞散成蛊之戒律矣。

癥 瘕

　　夫癥者，徵也。有形可徵，癥为血结，定而不移也；瘕者，假也，无形可假，瘕属气聚，推之可动也。二症并在肝脾，而胃与八脉亦与有责，皆由无形酿成无形。若攻坚变胀，痞散成蛊，是为戒律。用攻法宜缓宜曲，用补法忌涩忌呆。况气血成病，当求之偏胜矣。如上逆者，则相肝脏冲脉源头；下垂者，则究中气阴邪之衰旺。再辨脉象之神力，再视形色之枯润。气虚形寒，温补兼以行气；血衰液枯，养营兼以通络；或血瘀血结，形脉壮盛者，当入络而兼之以攻。况癥为血，结在经，月信或断，血药为多；瘕属气，聚在络，天癸或至，气药为主。最多少腹冲胀作痛，每属不治，名曰疝瘕厥痛。考古方最为繁多，不若葱白丸（熟地、当归、茯苓、厚朴、青皮、麦芽、莪术、大茴、木香、肉桂、白芍、川楝、川芎、枳壳、干姜、神曲、三棱，葱白汁丸）；又方（人参、当归、厚朴、阿胶、川芎、葱白汁丸）；又方（人参、当归、厚朴、阿胶、川芎、葱白汁丸）；乌鸡煎丸（雄乌骨鸡一只，蛇床、白术、黄芪一两，炮附子、炮川乌、莪术、陈皮各二两，乌药、丹皮、人参、茅术米泔浸一两半，海桐、红花、白芍、肉桂各二两，熟地（洗、焙）、延胡、木香、肉果、草果、琥珀各五钱），允称神效。论虽寥寥不多，实彻透此症之端绪矣。

血药芎归汤（川芎、当归），加丹参、泽兰、楂肉、赤芍、茺蔚、桃仁，气加香附、乌药、延胡、炒小茴香、广皮，再入归须通络汤（归须、新绛、青葱管）。肝火旺者，左金丸（吴萸、川连）、金铃子散（金铃子、延胡索），加桑皮、山栀、鸡肫皮、山楂、丹皮、芦荟、牡蛎；气加青皮、橘红、郁金、降香。归须通络汤、气药理阴煎（熟地、炙甘、肉桂、当归、干姜，加苁蓉、柴石英）、当归桂枝汤（当归、白芍、桂枝、甘草，加鹿角、小茴）、当归羊肉汤（当归、羊肉，加桂枝、小茴、干姜），均加归须通络汤。

血瘀血结，形脉壮盛者，丹溪法：归须、香附、桃仁泥、老韭根、桂枝、小茴、炒楂肉、山甲片、回生丹。

凡已竭厥成劳，脉弦胃减，大则病进，即遵仲景谓元气有伤，调以甘药，理阳气当推建中，顾阴液须投复脉。当遵大积大聚，岂可犯也，衰其大半而止，所恶者攻，所喜者诱耳。切记攻坚变胀、痞成蛊之戒也。

痹

痹者，闭而不通之谓也。故《内经》以三气杂至，合而为痹。三气者，风、寒、湿也。故云风胜为行痹，寒胜为痛痹，湿胜为着痹，以及筋、骨、肌、脉、皮皆能为痹也。实者，痹而不通也；虚者，由腠疏血亏，邪袭内阻，脏腑经络失畅，致湿痰浊血流注凝结而然也。

先论周痹，寒多兼湿，一身尽痛，舒筋汤，即蠲痹汤（当归、白术、海桐皮、赤芍、羌活、片子姜黄、炙甘）、胃苓汤（苍术、陈皮、猪苓、泽泻、桂、厚朴、甘草、赤苓、於术）、玉屏风散（黄芪、白术、防风）、归芪桂枝汤（当归、桂枝、甘草、黄芪、白芍，加附子）、分消汤（於术、厚朴、猪苓、椒目、鸡内金、青皮、泽泻）、史国公方（当归、狗脊、仙灵脾、松节、杞子、虎骨、川芎、萆薢、白茄根、檀香、沙苑、牛膝）、活络丹（蜣虫、蜂房、山甲、乳香、全蝎、地龙、川乌、麝香、酒、黑大豆汁丸）。脉数，口渴，便赤者，木防己汤（防己、石膏、桂枝、茯苓）、泻心汤（川连、黄芩、人参、干姜、半夏、大枣）、河间甘露饮（滑石、寒水石、茯苓、石膏、猪苓、泽泻、桂枝、白术）。

行痹，风多兼湿也，痛不拘一处，游走作楚，玉屏风、舒筋汤、史国公、金刚四斤丸（苁蓉、虎骨、杜仲、天麻、附子、菟丝、牛膝、萆薢、木瓜，或加乳香、没药）；热象者，河间甘露饮、木防己汤、羚羊角散（羚羊角、菊花、天麻、桑叶、丹皮、桔梗、川芎、橘红、茯苓、川楝、当归、桂枝、半夏）、萆薢分清饮（萆薢、乌药、食盐、甘草梢、益智）。

肢痹者，四肢作痛也，玉屏风、舒筋汤、史国公。中虚兼寒者，小建中（白芍、炙甘、桂枝、饴糖、姜、枣）、桂苓术甘（云苓、白术、桂枝、甘草）；兼热者，参麦散（沙参、麦冬、五味）。下焦阴亏者，固本丸（人参、熟地、麦冬、生地、天冬）、复脉汤（麦冬、阿胶、桂枝、炙甘、地黄、麻仁、人参、姜、枣）。下焦阳虚者，香茸丸（麝香、鹿茸）、斑龙丸（鹿角胶、菟丝、柏子仁、鹿角霜、熟地）。

气痹者，温胆汤（橘红、厚朴、半夏、茯苓、竹茹、姜汁）、开降法（大杏仁、川郁金、香豉、枇杷叶、去毛尖冬葵子、土蒌皮、山栀、桔梗、枳壳）。此痹，当认明风寒湿何者为多，气血阴阳何者为多，治之即愈。切记《内经》暴痛在经为痹，久则入络成痿矣。

夏秋暑湿令行，人感之，身体疼痛，沉滞酸肿。亦有冷痹者，乃湿胜阳郁而然，状类风寒诸痹，但有目重跗肿，内烦头重，溺短赤涩之异，若误作风寒痹治，必致增剧。木防己、晚蚕砂、赤小豆、赤茯苓、木通、木瓜、薏苡仁、萆薢、茵陈、苍术、大豆卷、黄柏各等分，水煎服，得经隧宣通，湿去热解，小便渐清，微汗而愈。

夏秋风湿痹痛，或半身不遂者，每有赤热及口燥，二便黄赤，舌上黏腻等症，切忌乌、附、桂、麝温药内服外敷，为害不浅。外以晚蚕砂少许，分两布袋盛之，锅上蒸热，互熨数十度，日三五次，内宜从事于浮萍、豨莶、威灵仙等方，此方已全。

痿

《金匮》云肺热叶焦，则生痿躄。以肺主气，为上清之脏，肺虚则高源化绝，绝则水涸，涸则不能濡养筋骨，是因肺经而痿矣。右寸虚数，口燥作渴，当与参麦散，加清养肺胃之品。又《内经》论治痿症，独取阳明，无非流通胃气。盖阳明为宗筋之长，阳明虚则宗筋纵，纵则不能主束筋骨，以流利机关之窍，此不能步履、痿弱筋缩之症矣。流通胃气者，六腑以通为用也。经云：痿生大热。是胃寒者鲜矣。凡现耳聋鼻塞，不饥不食，二便少通，此经谓九窍不和，都属胃病，温胆汤（竹茹、姜汁炒枳实、陈皮、茯苓、半夏、甘草）、泻心汤（川连、黄芩、人参、干姜、半夏、大枣）、更衣丸（芦荟七、朱砂五、酒丸）。是非苦不降，非下不夺，无九窍不和。

而胃虚者，四君（白术、茯苓、炙甘、人参），六君加半夏、陈皮，参苓白术散（人参、白术、山药、薏仁、桔梗、茯苓、炙甘、扁豆、砂仁、建莲、陈皮），建中汤（白芍、炙甘、桂枝、饴糖、姜、枣）加参、芪、术、归、苓，名大建中，又名十味建中。此通胃腑一门也。

又痿因寒湿热，即《内经》谓湿热不攘，大筋缓短，小筋弛长，缓短为拘，弛长为痿矣。症见体沉肢重，筋骨灼热，脉至洪缓。或因酒醴甘肥，雨湿外来，水谷内起，酿成湿热，二妙丸（苍术、黄柏）、三妙加牛膝、茵陈蒿汤（绵茵陈）、河间甘露饮（石膏、寒水石、茯苓、白术、滑石、猪苓、泽泻、桂枝）、木防己汤（木防己、石膏、桂枝、乌药、茯苓）、萆薢分清饮（萆薢、甘草梢、益智、茯苓、食盐）。此治因温热而痿一门也。

至邪风入络，必得先见口眼歪斜，继而痿者，羚羊角、鲜生地、天麻、萆薢、犀角、元参、僵蚕、黄柏之类也。寝食如常，内外无阻，颇见阴虚阳亢之象，肢痿体重，此属肝肾阴亏。盖肝主筋，肾主骨，肝伤则四肢不为人用，筋骨拘挛；肾藏精，精血相生，精亏则不能灌溉诸木，血虚不能营养筋骨矣，用地黄饮子（熟地、巴戟、附子、麦冬、石斛、远志、山萸、苁蓉、官桂、五味、茯苓、石蒲）、还少丹（熟地、山萸、山药、巴戟、杜仲、远志、枸杞、楮实、茯苓、苁蓉、牛膝、石蒲、五味、小茴），桂附八味丸（熟地、山药、茯苓、肉桂、山萸、丹皮、泽泻、附子）、虎潜丸（熟地、虎胫骨、当归、知母、陈皮、青盐、龟板、牛膝、白芍、黄柏、锁阳）、金刚四斤丸（苁蓉、虎骨、杜仲、附子、天麻、菟丝、牛膝、木瓜、萆薢，或加乳香、没药）、胶髓有情法（龟板胶、陈阿胶、坎炁、猪脊髓、生地、鹿角胶、河车胶、鳔胶、牛骨髓、熟地）。此治阴亏之痿一法也。

或症见色黄痿痹，二便清调，腰脊伛偻，四肢不收，此下元阳衰，八脉少气，当与斑龙丸去地柏（鹿角胶、鹿角霜、菟丝、云苓）、香茸丸（麝香、鹿茸，加当归、羊肉肾）、相国方（破故纸、核桃肉）、韭子丸（韭子、鹿茸、巴戟、肉桂、菟丝、苁蓉、牛膝、炮姜、当归、石斛、熟地）、脾肾双补（人参、山药、橘红、五味、巴戟、破故纸、莲肉、砂仁、肉蔻、山萸、菟丝）、胶髓有情（鹿筋胶、虎骨胶、羚羊肉胶、线鳔胶、猪牛羊髓、苁蓉、干杞子、沙苑、菟丝子、故纸、巴戟、云苓、牛膝、青盐熬膏）。此治阳虚之痿一门也。

以上肺胃寒湿热，肝肾命阳五门，分五法治之，必得一一明了，此不啻耳提面命，治痿之一法矣。

大便闭（名曰关）

凡大便闭而小便通调者，或为气滞，津液不流，燥症居多。而血液枯燥，燥则风生，故与三才（天冬、人参、熟地）、固本（人参、生地、麦冬、熟地、天冬）、虎潜（熟地、龟板、黄柏、锁阳、当归、羚羊肉、虎骨、知母、牛膝、陈皮、白芍）、复脉

（炙甘、生地、人参、麦冬、麻仁、桂枝、阿胶、姜、枣）、五仁（麻仁、柏子仁、松子仁、郁李仁、桃仁泥）、通幽（当归、熟地、红花、甘草、生地、桃仁、升麻，实者用大黄，虚者不用），此数方在所必用。而燥则气滞，致血结痹，当佐郁金、延胡、绛香、香附、小茴而已矣。

高年气虚，阳蒸窒闭，脾弱少食，火不腐谷，脉至细微，乃名阳衰风闭。考古法，以半硫丸一钱（半夏、硫黄）为首方，或玉壶丹，设误投凉剂，浊阴凝结，痼成无已，称为阴结，用来复丹钱五分，以分清浊。有气虚无力，脉微食少，而不能下来复丹者，用补中益气（人参、白术、橘红、升麻、黄芪、炙甘、当归、柴胡、姜、枣）是也。

以上阴亏、阳衰、气虚三法，皆弱怯衰老之人，是从本治耳。至标症气郁，膜胀而不大便，当参肠痹之法，即腑病治脏，下病治上也，与开降法（杏仁、郁金、山栀、杷叶、蒌皮、桔梗、香豉、紫菀、枳壳、冬葵子、白蔻）。故丹溪每治二肠之痹，必开通肺气，以肺主一身气化，气化则能通调矣。

有饮醇厚味，酿成湿火清筋烁骨，大便闭涩，用大苦大寒以坚阴，仍宜参酒醴以引导，亦同气相求之法也。二妙丸（苍术、黄柏）加制军、川连、防己、萆薢、仙灵脾、狗脊、独活、细辛、白茄根、蚕砂、龙骨、油松节、山甲，黄酒、烧酒各半，浸七日饮之。

有左关洪数，肝胆气火郁阳，小解甚少，大便不通，用更衣丸钱六分，金铃子散（金铃子、延胡索）加川连、黄柏、丹皮、黄芩、山栀、青皮，是以苦为泄，非下不夺也。其伤寒邪入胃燥，即仲景急下存津，用大承气。又邪入膀胱之癃闭，即五苓

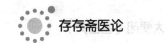

汤，余无议矣。亦或二便皆闭，当先通大便，而溲自利，或两门合参可矣。

小便闭（名癃闭）

凡小便闭而大便通调者，或膀胱热结，或水源不清，湿症居多。有肺脉涩，右尺大，此肺气不降，下脘不通，今脏气无权，腑气不用，当与杏蒌开降（大杏仁、郁金、山栀、土蒌皮、桔梗、香豉、枇杷叶、冬葵子、枳壳、紫菀、白蔻）合五苓（猪苓、泽泻、桂枝、赤苓、白术）加甘桔、六一、芦根、通草，继与生脉散（人参、北五味、麦冬）合养肺胃阴法（沙参、玉竹、天花粉、柿霜、白芍、梨汁、人乳、贝母、扁豆、白及、晚米、鲜莲子、麦冬、甜杏仁、白花百合、苡米、云苓、芦浆、燕窝、白蜜、钗斛、牛乳、鸡子青）加猪苓汤（猪苓、阿胶、泽泻、滑石）。或肺与膀胱通气化，而膀胱为州都之官，气化则能出焉。东垣谓中气不足，溲便乃变。用补中益气（人参、白术、当归、升麻、黄芪、炙甘、陈皮、柴胡、姜、枣）。又年高投凉太过，脉沉，便溏，溲弱不通者，非渗泄可效，急当通阳，生干姜、炮黑川附子，调入猪胆汁治之。

或暑秽湿浊气热不化，脉至洪缓，小便不通者，用芳香辟秽，分利渗热，与正气散（藿香、广皮、猪苓、泽泻、厚朴、木瓜、茯苓、滑石、甘草、檀香汁）可矣。或胸痞腹胀，小便不利，以致癃闭，此三焦见症，用分消散（葶苈、厚朴、猪苓、防己、杏仁、泽泻、薏米、通草、大腹皮、海金砂）、河间甘露饮（滑石、寒水石、茯苓、白术、石膏、猪苓、泽泻、桂、蚕砂），煎汤代水是也。

或湿热壅痹，酿积已久，致小肠火腑传导失司而癃闭者，小肠火腑非苦不通，金铃子散（金铃子、延胡索），加莱菔、丹皮、青皮、山栀、木通、黄柏、白芍、芦荟、黄芩，夜服小温中丸，或用东垣治王善夫意云：肾与膀胱，阴分蓄热致燥，无阴则阳无以化，用滋肾丸三钱（知母、肉桂、黄柏）以泻阴中伏热。有少腹绕前阴似刺，小水点滴难通，环阴之脉络皆痹，气化机关已息，当与朱南阳法：两头尖、归须、白韭根、川楝、小茴、山甲、乳香。无他论矣。

小便血

小便血者，皆由于心火下注，移热小肠，阴络受伤，漏卮不已，左尺寸必数，先用导赤散（生地、木通、淡竹叶、丹皮、甘草梢）加琥珀、牛膝、小蓟根、藕节、茜根是矣。稍减，继与犀角地黄汤（犀角、丹皮、生地、生甘草、赤芍、淡竹叶），黄连阿胶汤（黄连、黄芩、鸡子黄、阿胶、白芍），猪苓汤（猪苓、阿胶、滑石、泽泻）加生地、丹皮，天王补心丸（人参、丹参、柏子仁、茯神、枣仁、远志、辰砂、菖蒲、元参、生地、天冬、麦冬、当归、五味、桔梗）。瘥愈用枕中丹（龟板、远志、龙骨、菖蒲）、固本丸（生地、熟地、天冬、麦冬、五味）、虎潜丸（熟地、虎胫骨、当归、龟板、牛膝、白芍、知母、陈皮、青盐、黄柏、锁阳）、复脉汤（炙甘、生地、阿胶、桂枝、人参、麦冬、

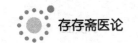

麻仁、姜、枣）以告收功。

有少腹绕前阴如刺，小水点滴难通，环阴脉络皆痹，气化机关已息，先用虎杖汤（鲜虎杖草，绞汁大半茶杯，调真麝香一分，炖温，空心，三四次服），今人罕认此草，以杜牛膝代之亦可；继与朱丹溪以浊攻浊之法：老韭根、归须、小茴、山甲、两头尖、川楝、乳香；如两法不应，即与东垣治王善夫意，用泻南方补北方，滋肾丸（又名通关丸，知母、肉桂、黄柏）可也。有不通不涩，关闸失固，久滑而尿血者，亦如女子崩漏相似，奇海不束，漏卮不已也。又当遵孙真人九法，庶可告峻耳。

大便血

《内经》谓阴络伤，血从下溢。阴络，即脏腑隶下之络脉，结阴之论，是阴不随阳之症也。古有肠风、脏毒、脉痔等因，不外风淫肠胃，湿热伤脾二议。仲景以先便后血，先血后便，分别其血之远近，可决脏腑之性情，庶不致气失统摄，血无所归，如漏卮不已耳。凡脾肾为柔脏，可受刚药；心肝为刚脏，可受柔药，不可不知。罗谦甫治此症，立法以平胃为主，佐入桂、干姜、白芍、白术、益智、升麻、附子、当归、人参、神曲、甘草、葛根，重加炒地榆以收下湿，从中加减，用之如神。余则陷者举、滑者固、热者清、寒者温之是矣。

先论肠风，属肝经者，左关弦大，血中无积，肠间汨汨有声，属于厥阴，血虚生风，痛迫大肠而然。治标：因湿热，用芩芍丸，加川连、广皮、荆芥炭、乌梅、厚朴、甘菊炭，继与黑地黄丸、驻车丸，久则延虚，用理阴煎（当地、熟地、山萸、杞子、五味、川断），下赤石脂丸，此乃治肠风也。

心病则左寸洪数，火燃血沸，下移肠络，用补心丹意（生地、丹参、酒芩、柿饼炭、玄参、山栀、银花、槐花炭），或竹叶地黄汤意（竹叶心、连翘心、丹皮、茯神、地黄、石斛、炒牛膝、元参心、天冬）；久则心脉虚大无力，有不寐怔悸而来，当与补养枕中丹（龙骨、远志、龟板、菖蒲）、甘麦大枣汤（甘草、大枣、淮小麦）；气夺不食，妙香散（人参、云苓、远志、朱砂、茯神、益智、龙骨）；兼窘而不寐，归脾汤（人参、茯神、黄芪、远志、白芍、龙眼、枣仁、当归、炙甘、姜、枣），此治心火下移，虚实之治矣。脾病阳虚，湿遏下陷，必见湿滑，宜燥宜升，脉必软缓，面黄食少，因水谷气蒸，运动失职，脾土不健，清阳日陷矣，用茅术埋中（茅术、白术、干姜、炙甘）加熟附子、地榆炭；虚人，异功；气陷，加柴胡、防风、升麻、煨姜，再加当归、胡曲、葛根、仙居术、白芍、益智、人参，即罗谦甫法也。

或因涉嗔怒，便血即来，乃木郁土中，火乘腑络，必现巅胀，眩晕作呕，脉左关数疾，与龙芩丸煎方（桑叶、山栀、广皮、谷芽、丹皮、薄荷、白芍）；虚人，与人参、枳壳、桑叶、当归、半夏、丹皮，继与驻车丸可矣。或大肠内热，即发脉痔，脏毒之类。即湿属阴，久郁化热，热入络，血必自下，饮食如常，眠睡安稳，惟脉数，内热肠血而已，治与芩芍丸加生地、丹皮、银花、川斛、地榆炭、元参、丹参、槐花、天冬、柿饼炭，加减用之。或阳明不合，下血无度，脉虚数者，宜甘酸固涩，赤石脂禹余粮丸加人参、木瓜、乌梅、荷梗。下坠，加山萸炭、地榆炭、枸杞炭、五味炭，脉软小无热象，又宜补中益气（人参、白术、当归、升麻、黄芪、炙甘、陈皮、柴胡、姜、枣）是矣，李东垣之法耳。

阳明胃虚少食，尪羸，亟以四君（人参、白术、云苓、炙甘，加木瓜、炮姜）、六君（人参、於术、陈皮、茯苓、炙甘、半夏，加麦芽、谷芽）、归脾（人参、茯神、炙甘、枣仁、黄芪、白术、当归、远志、木香、龙眼、姜、枣）、归芪建中（当归、白芍、炙甘、黄芪、桂枝、饴糖、姜、枣）、胃风汤（人参、枣仁、当归、炮姜、茯苓、炙甘、白芍、桂心），劳力伤络，亦此法也，采取用之可矣。

若论肾病阴亏，必现形消腰折，左尺虚数，阴伤液耗，咽燥凉饮，肛肠火烙，便前后下血者，皆阴精失涵，最难充复，用虎潜丸（熟地、虎骨、黄柏、锁阳、白芍、龟板、羖羊肉、知母、牛膝、当归、陈皮）、大补阴丸（知母、龟板、黄柏、熟地）、理阴煎（当归、炙甘、官桂、熟地、干姜）是也。

若肾阳奇督伤者，右尺小甚，必连尾闾痛，连脊骨腰尻酸楚，跗膝常冷，骨髓热灼，谷少欲晕，明是中下交损、八脉全亏，当峻补玉堂、关元，涵养肝肾真阴，与天真丸、青囊斑龙丸，以鹿茸壮督脉之阳，鹿霜通督脉之气，鹿胶补督脉之血，故纸入命门，以收散越阳气，柏子仁凉心益肾，熟地味厚滋填，韭子、菟丝就少阴生气固精，重用茯苓淡渗。《本草》以苓为阳明本药，能引诸药，入于至阴之界耳，不用萸、味之酸者，酸能柔阴，且不能入奇脉之理也。有便血腹胀，按之坚硬，络阻气痛，污浊块下，痛随利减，是痛则不通、通则不痛之谓也，用通络汤（归须、新绛、青葱管）加大腹皮、泽兰、柏子、桃仁、黑大豆皮、卷柏、茯苓、牛膝。有五仁汤，复从前之肠液养营法，善病后之元虚，此皆祖古方而不泥，范于法而不囿，便血一门，可为后世学者之津梁矣。

脱　肛

脱肛症，其因不一。因利因泻，脾肾气陷。中气虚寒，气虚不能收摄，酒湿伤脾下垂，色欲伤肾之关不固，老人气血已衰，小儿气血未旺。又肛门为大肠之便使，大肠受寒受热，皆能致脱肛矣。《内经》曰：下者，举之，徐之。才谓涩可去脱，不越乎升举、固摄、益气三法也。

如面黄神痿，脉小食少，宗东垣补中益气汤（人参、白术、当归、升麻、黄芪、炙甘、陈皮、柴胡、姜、枣）升举其陷为上。如肾虚不摄脱肛者，腰腿酸软，尺中细弱，宗仲景赤石脂禹粮丸（赤石脂、禹余粮）加熟地、菟丝、云苓、山萸、五味、远志等，固摄下焦阴气为主。

老人气虚下陷，肾真不摄，肛坠泄气，非升、柴能举其陷，当提阳以固气，用参茸丸（人参、鹿茸），加破纸、云苓、大茴香，调入阳起石末三分为法也。徽歙汪切庵谓气热血热而肛反挺出者，宜与黄芩、槐米、川连、黄柏，及四物汤（当归、川芎、白芍、地黄），加升麻、柴胡之类，然非可训之法，存之备参可也。

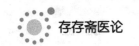

梦 遗

遗精一症，不越有梦为心病，当治心；无梦为肾病，当治肾；湿热为小肠、膀胱病，当治湿热。夫精气之藏，制在肾，而精之主宰，在于心也。其小肠、膀胱湿热下注摇精，因膏粱厚味酒肉，酿成湿热；又房劳过度，精竭阳虚，寐则阳陷，精道不禁，随触随泄，肾关不固，精窍滑脱而遗，大旨不越此三因也。

先论心病，症见怔悸，多惊怖，少安寐，上升心烦，下降为遗，左寸虚数，当与天王补心丹（人参、丹参、天冬、玄参、生地、麦冬、茯神、枣仁、菖蒲、五味、辰砂、柏子仁、远志、当归、桔梗）、生脉四君子汤（人参、白术、麦冬、云苓、炙甘、五味）；脉沉小无力者，仿景岳精因气而夺，当养气以充精，理其无形以巩有形也，王荆公妙香散（人参、茯苓、远志、茯神、益智、龙骨、飞净朱砂）、归脾汤（人参、茯神、远志、白芍、圆肉、黄芪、枣仁、当归、炙甘、姜、枣）、异功散（人参、白术、陈皮、云苓、炙甘）、参术膏（人参、白术），此有梦治心之法矣。

其无梦而遗者，是阴精下泄，阳失依附，症见心烦火升，少寐魂摇，精关滑脱。盖病伤可复，精损难复耳，当峻补真阴，通摄下焦，用桑螵蛸散（人参、桑螵蛸、茯神、当归、炙甘、龙骨、龟板、菖蒲、远志）、大补阴丸（知母、龟板、黄柏、熟地）、虎潜丸（熟地、虎骨、黄柏、锁阳、白芍、羚羊肉、龟板、知母、牛膝、当归、陈皮）、六味丸（熟地、山药、茯苓、山萸、丹皮、

泽泻）、滋肾丸（知母、肉桂、黄柏）、三才封髓丸（天冬、人参、
砂仁、熟地、黄柏、甘草）、河车大造丸（河车、龟板、麦冬、
杜仲、人参、熟地、天冬、黄柏、牛膝）、填精补髓法（鹿筋胶、
线鳔胶、牛骨髓、苁蓉、干杞子、牛膝、青盐、羚羊肉胶、猪脊
髓、沙苑子、巴戟、云苓等）。或面黄食少，腹胀便溏而遗泄者，
此非滋腻可投，当煦阳以涵阴，五子丸（菟丝子、杞子、金樱
子、覆盆子、韭子）、斑龙、二至、百补丸（鹿角、熟地、菟丝、
天冬、楮实、龙眼、黄精、杞子、金樱、麦冬、牛膝，药末同
鹿角熬膏，入后十味，蜜杵丸，鹿角霜、芡实、人参、知母、山
萸肉、黄芪、茯苓、山药、五味、大熟地）、金锁固精丸（牡蛎、
韭子、菟丝、五味子、白石脂、龙骨、桑螵蛸、茯苓），此治无
禁之肾阴肾阳，固滑之法也。

　　至脾湿注于膀胱，心火移热小肠而为遗者，症见面赤口燥，
小便黄涩，脉来肝胆洪数，当与萆薢分清饮（萆薢、甘草梢、益
智仁、茯苓、乌药、食盐）、猪肚丸（白术、牡蛎、苦参、猪肚）、
龙胆泻肝汤（胆草、黄芩、胡连、赤芍、芦荟、青黛）以苦泄厥
阴郁热，兼通腑气，此湿热梦遗之治也。即辨明此心肾脾胃、虚
实阴阳、下焦湿热，则应手如响矣。

白　浊

　　浊有便浊、精浊、白淫三症而分。而浊属心肾，从心窍而
出也。先论便浊，浊随小便而来，浑浊如膏，此胃中浊气，渗入
膀胱，只在气虚与湿热而推求。湿者当以分利宣通水道，尺脉必

数，溺涩口渴，实症用茵陈五苓（绵茵陈、赤苓、白术、猪苓、泽泻、桂枝）、河间甘露（即五苓加滑石、寒水石、石膏）、萆薢分清饮（萆薢、茯苓、食盐、乌药、甘草梢）、木防己汤（木防己、石膏、桂枝、茯苓）、导赤散（生地、木通、甘草梢、淡竹叶）、猪肚丸（猪肚、牡蛎、苦参、白术）、猪苓汤（猪苓、赤苓、滑石、阿胶、泽泻）、二妙丸（苍术、黄柏）、三妙丸加牛膝、虎杖汤（虎杖草汁大半茶杯，调真麝香一分，炖温，三四次服，或牛膝根汁代之）、滋肾丸（知母、肉桂、黄柏）、朱南阳法（韭根、穿山甲、川楝、乳香、两头尖、归须、小茴）、补心丹（人参、丹参、天冬、茯神、枣仁、菖蒲、五味、辰砂、元参、生地、麦冬、柏子仁、远志、当归、桔梗）等以治之。虚者调养中州，其脉无力，面黄少食，而便浊者，用景岳寿脾煎（人参、炙草、山药、白术、当归、枣仁、莲肉、炮姜、远志）、七福饮（人参、当归、熟地、远志、白术、炙甘、枣仁、白芍）。虚实两兼，益脏通腑，两法合治之可也。

精浊者，盖因损伤肝肾所致，尺脉洪大，面赤炎升，介潜酸收，敛摄镇固，而有精瘀精滑之分。溺痛之甚，心脉数大，朱南阳法、虎杖汤、补心丹，先理离宫腐浊，继与补肾虎潜丸、金匮肾气（熟地、山药、茯苓、官桂、车前、山萸、丹皮、泽泻、附子、牛膝）。

精滑者，即白淫也，时常流出，清冷稠黏，来亦不多，此关滑不摄，固精丸（牡蛎、桑螵蛸、菟丝、白石脂、龙骨、韭子、五味、茯苓）固补敛摄之治，否则不应。当从真气调之。景岳谓理其无形，以固有形耳。归脾、妙香、补中益气等法。久浊精枯，色衰神败，脉弱食少，亟治奇经，当引孙真人九法，升奇阳固经络，使督任有权，漏卮自已，家韭子丸（韭子、鹿茸、炮姜、苁蓉、杜仲、菟丝、肉桂、巴戟、牛膝、当归、熟地、石斛）、相国方（破故纸、连皮核桃肉）、龟鹿法（龟胶、鹿胶）、美髯丹（首乌、枸杞、白芍、牛膝、菟丝、归身、茯苓）、斑龙丸（鹿角胶、菟丝、柏子仁、熟地、鹿角霜，或龟胶、归身、鹿茸、杞子、茯苓、鲍鱼、小茴）。

白浊一症，最要辨明便浊、精浊、白淫三症，再分浊热、气虚、阴阳下损之治，断无误矣。

涩 淋

淋症，虽有气、血、砂、膏、劳五者之殊，皆由肾虚、膀胱湿热所致。沉淋属肝胆，又淋出浊窍也。先讲气闭成淋，见症胸痞满闷，嗳噫气郁，小便涩滞，常有余沥不尽，脉沉涩小，与开降（杏仁、郁金、山栀、杷叶、枳壳、冬葵子、蒌皮、桔梗、豆豉、紫菀、白蔻）、畏喜丸、萆薢分消饮（乌药、川萆薢、益智、云苓、石蒲、甘草梢、食盐）。

血淋者，遇热即发痛，为血淋，不痛即尿血，导赤散（生地、木通、淡竹叶、丹皮、甘草梢，加琥珀、当归）、龙荟丸、天王补心丹。

砂淋，溺中有砂石者，痛溺不出，砂出痛止。

膏淋，溺浊如膏，此败精结者为砂，精散者为膏，亦抑煮海为盐之义，八正散（瞿麦、木通、滑石、石苇、山栀、萹蓄、车前、海金砂、甘草梢）、猪肝丸（白术、牡蛎、苦参、猪肚一

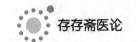

具）、河间甘露饮（石膏、寒水石、赤苓、白术、滑石、猪苓、泽泻、桂）。

劳淋者，过劳即发，痛引气冲，滋肾丸（知母、黄柏、桂）、五苓散（猪苓、泽泻、桂枝、赤苓、酒术）、猪苓汤（猪苓、阿胶、滑石、泽泻）。淋闷者，是卒不得小便而癃闭者也，此乃厥阴内患，其症最急，少腹绕前阴如刺，小水点滴难通，环阴之脉络皆痹，气化机关已息，当引朱南阳法，参入李濒湖意，用滑利通阳、辛咸泄急，佐以循经入络之品，此岂非发前人之未发也耶？与虎杖汤（虎杖草，今人罕识，用鲜杜牛膝根，洗净捣汁大半茶杯，调入麝香一分，炖温，空心服），淋通即止，再发再用；或煎剂，用两头尖、山栀、川楝、小茴、薤白根、橘核、桃仁、川桂子、牵牛子、胆草、归须、琥珀末、黄柏、山甲末、酒大黄、归尾、沉香汁、杜牛膝汁等，摘而用之。

友人用平胃加芒硝、牛膝、龟板，因败经结涩，似成便毒，小解不通，因此，溲通毒消。余想其理，即下死胎之法，败精即作殒胎之意，以冲脉是男子聚精、女子系胞之所也，肾为胃关冲隶阳明耳。

此涩淋症，肾虚则小便数，膀胱热则小便涩，点滴不通，为淋闭，加以审其脉症，病无循情矣。

阳 痿

男子以八为数，年逾六旬，而阳事当衰，理所当然也。若过此能有生育者，此先天禀厚，所谓阳常有余也。而少壮中年患此，则色欲伤及肝肾所致，非峻补真阴不可。盖阴阳气既伤，真阴必损，若用刚燥热涩，必有偏胜之害，非老年阳衰例进温热者比，当用血肉温润，缓宜调之。曼倩卫生方（燕窝胶、羊肉肾、故纸、人参、鹿皮胶、淡苁蓉、青盐、黑节黄芪、茯苓、山药、梨膏、於术、麦冬）。

有因思虑劳心过度，心阳伤及肾阴，用斑龙聚精茸珠合方（鹿茸、鹿角胶、鹿霜、菟丝、熟地、黄鱼鳔胶、柏子仁、沙苑蒺藜）每八十丸，白汤下。若因恐惧，恐则伤肾，恐则气下，七宝美髯丹（首乌、菟丝、杞子、白芍、牛膝、归身、茯苓）。

有郁损生阳，必从胆治，盖十一官取决于胆，况少阳为枢，必当舒展，逍遥散（柴胡、白芍、茯苓、薄荷、当归、白术、甘草，加味山栀、丹皮）；更有湿热弛纵不坚，用苦味坚阴，淡渗祛湿，三妙丸（牛膝、黄柏、苍术）、五苓散（猪苓、泽泻、桂枝、赤苓、白术）；或阳明虚，则宗筋纵，而胃为水谷之海，纳食不旺，精气必虚，况男子外肾，其名为势，若谷气不充，欲求其雄状不亦难乎？治以六君（人参、白术、茯苓、陈皮、半夏、炙甘）而已矣。

肺　损

肺绝，如毛无根，萧索浮波之合，麻了动摇，鼻齁肺绝。面赤如妆，汗缀如珠，兼之油亮，此阳飞欲脱。大汗冷汗，烦躁狂妄，此属亡阳欲脱。汗后寒痉巅痛，燥渴不寐，加以干呕格拒，真危脱如朝露矣。形寒饮冷伤肺，烟辛酒热伤肺，肺胃络伤，为喘为逆。上喘治肺，下喘治肾。经云损其肺者，益其气。经云形不足者，温之以气。经云劳者温之。东垣论类中谓元气不足，邪来凑之。卒倒如中风状，若曰攻风祛痰，即犯俞氏戒律，故主乎气虚。东垣谓中气不足，溲便乃变。东垣谓甘温能除炎热。张秀明谓元无所归，灼热亦是。丹溪以麻属气虚，木属湿痰败血。褚氏论自汗谓独阴无阳，须推异治。古人谓自汗属卫阳虚，用玉屏风，即此义也。景岳谓固补敛摄不应，当从真气调之。景岳谓血脱，必先益气，以有形之血，不能速生；无形之气，当亟固理，其无形以固有形耳。阳虚生外寒，阳属气，主乎卫，阳在外阴之使也；阴亏生内热，阴属血，主乎营，阴在内阳之守也。

久利后重泄，气下坠，此元真虚陷，门户失藏，议陷者举之。仲景于动气一篇，都从阳微起见，营气不振，清阳亦伤。仲景谓元气有伤，调以甘药，理阳气，当推建中，顾阴液须投复脉。越人谓上损从阳。越人谓上损及中，过胃不治。补真元而旁达四肢，建督脉以充填筋骨，气弱则不用四肢，血虚不荣养筋骨。经云三阴三阳结，谓之偏枯。《内经》谓中气不足，肠为苦鸣，血分衰，气道涩，卫气内伐，故昼不精而夜不瞑。多卧者，肠胃大，皮肤涩，分肉不解，卫气行迟故也。

以上皆脉大为劳，气分泄越，方用独参汤、参术膏、参乳粉、补中益气、十四味建中、建中汤、归芪、参芪、参归、当归桂枝汤，参归、归芪、当归所宜也。

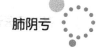

肺阴亏

《内经》谓少火生气，壮火食气。小火宜升，壮火宜降。脾失输化，肺无所资，热则伤气。上燥治肺，下燥治肝。太阴无肃化之权，阳明失循序之司。久呛久咳，失音失血，金空则鸣，金碎无声。《内经》以阳络伤，血从上溢；阴络伤，血从下溢。气口虚数，此属肺痿，良由大汗大下，消渴便数，大解维难，津亡气竭，致清肃降令不行，水精四布失度。脾虽散津，上归于肺，而肺不但不能洒陈六腑，外输皮毛，亦不能自滋其干。其津液留贮胸中，得热煎熬，变为涎沫，侵肺作咳，吐之不已。故干者自干，吐者自唾，越吐越干，越干越唾，痿病成矣。《金匮》用麦门冬汤，补真气而润肺燥，清火热以复清肃。《外台》用炙甘草汤，益肺之虚，润肺之燥。《千金》用参、甘以生肺津，姜、枣而化火热，俾阳气宣通，阴火自熄也。

经云二阳结，谓之消。热结肠胃，消渴善饥矣。引饮不止，此属上消。仲景用肾气丸，助真火蒸化，上升津液。《本事方》以神效散，取水中盐寒之物，遂其性而达之，二者可谓具通天手眼，万事准绳矣。喻嘉言以六味丸治上消，白虎汤治下消，谓病不能除，医之罪也。《金匮》云肺热叶焦，则生痿躄。以肺主气，为上清之脏，肺虚则高源化绝，绝则水涸，涸则不能濡养筋骨矣。经云痿生大热。其痰壅无形之火，火灼有形之痰。经云火淫于内，治甘寒生津，火风自熄矣。脾虚肺弱，不能通调水道，心火克金，肺弱不能生肾水，而溲溺癃者清矣。

而湿热症，在内之热邪欲发，在外之新邪又加，若使表分肃清，葱豉汤最为捷径。况喻嘉言有温邪忌汗之戒、劫津之律，遵之可矣。

风为天之阳邪，辛甘可以化风；湿乃地之阴邪，温经可以除湿。风温者，风为天之阳气，温乃化热之邪，两阳熏灼，先伤上焦，必现头胀、身热、汗出、咳嗽，当与辛凉轻剂为稳，大忌消导发散，即徐之才轻可去实之义。按仲景云脉如本人，但热无寒，骨节烦疼，微呕而渴者，病名温疟，桂枝白虎主之，一剂知，二剂已。属瘅者治肺经，病现独热无寒，仲景亦不设方，以饮食消息之。喻嘉言主以甘寒生津是矣。况不是风寒客邪，亦非停滞在里，故发散消导，必犯劫津之戒，而秽浊痰痹当芳香开络。

肺 标

凡上病治上，下病治下。而上病甚于下者，必先治其上；或下病甚于上者，必先治其下，而后治其上，以分病有缓急。《内经》曰急则先除也。李士材谓治病先攻其甚。《内经》曰阳发散于皮肤，清阳归之；阴受气于五脏，浊阴走之。凡后感必须先治，以分病有新旧也。从来有胎病外感者，麻、桂、硝、黄，必兼四物，是治病保胎第一要法。古人谓见痰休治痰，见血休治血，莫以见热投凉，见嗽理肺，苦寒伤胃，败坏者多，指人当求其本矣。丹溪谓气有余便是火，液有余便是痰。治痰降火，治火顺气。嗽而有痰，燥脾化痰；嗽而无痰，清金降火。金实无声，肺家邪实也；声之标在肺，音之本在肾，烟辛酒热，成瘘成痈。肺象空悬，气窒则声音难出。舌是心苗，灼热而语言莫展，以唇口肺微之病，乃辛热酒毒之瘅，当仿徐之才轻可去实之义。

肺胃络伤，为喘为逆，标喘治肺，本喘治肾。《内经》谓坐不卧，卧则喘甚，乃肺气痹塞之逆乱也。仲景越婢、小青龙开通太阳之理，实喘之治也。古人以先喘后胀治肺，先胀后喘治脾。张子和谓思气所致，为不眠，为多寐，吐血呛咳，脉沉阳微者，为十中不得一二耳，以麻桂、归芪、参麦，加减用之也。缪仲淳吐血三要云：降气不必降血，以气为血帅耳。杨仁斋《直指》云：血症每以胃药收功者，源源生化不息之故也。

先肿胀而后经断者，治在气分；先经断而后肿胀者，治在血分。《内经》言因于气为肿，四维相代，阳气乃竭也。气虚中满，由于脾气虚寒，不能运化使然。脉虚身热，责之伤暑，三焦邪蒸，脘格气阻，考暑门时风清浊交乱者，每以来复丹转运为法，亦攻补难施之际耳。

天气下降则清宁，地气上升则晦溇，上焦不行，是下脘不通，以肺主一身气化也。盖肺与膀胱通气化，而膀胱为州都之官，气化则能出焉。丹溪每治二肠之痹，用开降法者，盖气壅不通，非干燥坚结者比。是上窍开而下窍通，使人腑病治脏，下病治上也。天气不得下降，膀胱绝其化源，呃逆属肺者，乃清无所归而不升，浊无所纳而不降，清浊混淆，肺失司也。湿乃重浊之邪，热为熏蒸之气，无形无质，涸处二焦，凡开泄则伤阳，辛热则伤阴，用河间甘露饮，淡渗以清上，重质以开下，俾湿走气自和耳。仲景越婢汤是开鬼门以取汗，洁净腑以利水，风水反登之治矣。

古人谓伤于湿者，首如裹。湿郁上焦，当与开降，是开肺气为舒郁；通膀胱用淡渗，即启上闸开支河，导水势下行之理也。天之暑热一动，地中湿浊自腾，人在蒸淫热迫之中，则邪从口鼻吸入，阻其气分，上焦清肃不行，输化之机失度，而水谷精微，亦蕴结为湿，故暑必挟湿，即此义耳。经云：冬不藏精，春必病温。盖烦劳多欲之人，阴精久耗，入春则里气大泄，木火内燃，强阳无制，燔燎之势，直从里发，始见壮热、口干、烦闷、舌燥四证全见。但此症必遵河间，专论三焦，非仲景伤寒必究六经。

若一逆尚引日，再逆促命期，肃降令不行也。泻南方则肺金清，东方不实，脾可不伤；补北方则心火降，肺可不热。肝风犯肺，木反乘金，当养金平木，使土宫无戕贼之害；滋水制火，令金脏得清化之权。脾为生津之本，肾为化气之源，土旺则金生，毋拘以保肺；水壮则火熄，毋汲汲以清心。咳血之脉，右坚者治在气分，系震动胃络所致。《内经》以一阴一阳结，谓之喉痹。消渴、小便涩，溺来浑浊，是元阳变动，而为消烁者，用甘露饮生肺津、清络热、养阴和阳是矣。

以上麦门冬汤、清燥救肺汤、百合固金汤、炙甘草汤、养肺阴法，阿胶、鸡子青、燕窝、鸽子蛋所宜也。

凡肺损二条，一以甘温补气，必推右寸之虚少空大而使；一以甘凉养阴，务见气口数虚者投之。

肾　损

肾绝之脉，至如省客，来如弹石，去如解索。遗尿肾绝，惊则动肝，恐则伤肾，奇督失司，至不纳气矣。《内经》以损其肾者，盖其精火衰不能生土，肾虚水泛为痰。奇经脉海之气，少阴肾病何疑？阴精走泄，阳失依附，斯神伤于上，精败于下，心肾不交，阴阳失偶。今阳气无藏，藏阴不摄，治当肝宜凉，肾宜润，使龙相宁，则水源生焉。阴水内亏，阳水来乘，经旨谓交交阴阳者，必和其中也。

上焦属阳，下焦属阴，中焦乃阴阳相遇之处，亦人谓上下交损，当治其中法也。胃为脏腑之海，肾燥北门锁轮，元气消长，约束攸赖焉。阴失内守，阳乃上越；肾水枯槁，厥火不潜耳。真阴不守，孤阳上越，是阳越于上，阴伏于里，心阳易动，暗吸肾阴；阴伏不固，阳随奔腾矣。当大滋肾母以苏肝子。真阴久伤不复，阳气自为升降。肾液已枯，气散失纳矣。非病也，乃衰耳。经言：肾虚气漫为胀。盐溢口舌为咸味，斯少阴之络循喉咙、挟舌本之据，皆下虚失纳，尤收摄之权耳。阴不上承则言謇，气不注脉则肢废也。阴不上承，则言语难出，津液枯涸，则二便少通。肾脉不营舌络，是以机窍少宣。阳虚而寒起背肢，阴伤则热从心炽，必使阴阳翕合。譬诸招集散卒伍正，以选药若选将，用药如用兵。心烦不宁，目彩无光，此少阴肾水枯槁，厥阴上越不潜耳。晨起喉干苦燥，夜则溲溺濒数，肾液已枯，气散失纳矣。阴水内亏，阳火自生，阴精下损，虚火上炎，当壮水之主，以镇阳光。

溺来浑浊，饮一溲二，渴饮善饥，脏液无存，已属下消之症，非徒开泄为治也。皆阴精内耗，斯阳气上燔矣。肾气化则二阴通，若失化则二阴闭；气壮则调，虚乃不禁，故老人小便濒数也。而水泉不止，致膀胱失藏矣。阳外泄为汗，阴下注则遗，二气造偏，失于交恋。阳结于上则胸痞，阴走于下则频利，此属内损之症，非徒开泄为治也。阴无阳无以化，阳无阴无以生，当从阴引阳，从阳引阴，肾气丸，即从阴引阳，车前、牛膝，道引肝肾也。阳之和者为发生，阴之和者为成实；阳亢为焦枯，阴凝为杀闭，故当取阴生阳长之义也。《内经》曰阴阳和则五液皆精，充实于内；阴阳达则五精皆泄，流溢于外也。寒之不寒，是无水也；热之不热，是无火也。远视而不能近视，责之无水也；能近视而不能远视，责之无火也。凡肝肾同一治方，用三才、虎潜、大造、四物、知柏、六味、回本、复脉、两仪、八珍、都气加青铅。

平补三阴甘酸化阴法，固补三阴阿胶、鸡子黄、桑麻、杞菊归圆等法所宜也。

阴阳并补法，用天真、还少、地黄饮子、桂七味、金匮肾气、七宝美髯、附都气、理阴煎、辛甘化阳等法所宜也。

心　损

心脉欲绝，转头燥疾，口开心疾，心主汗，汗不止，则心阳暴脱矣。心经之病，惊悸怔忡，健忘不寐。河间谓烦劳五志过极，动火卒中，皆由热甚生火。忧愁伤心，思虑伤脾，神伤思虑则肉脱，意伤忧愁则肢废。《内经》谓损其心者，益其荣。遗精者，有梦治心，无梦治肾。带下阳升，心摇神漾。盖古人谓入水无物不长，入火无物不消。河间每以益肾水、制心火，除肠胃激烈之燥，济身中津液之枯。用玉女煎庶免膈膜之地，不致成燎原之场矣。清阳明之热，以滋少阴，救心肺之津，而下顾真液。

以上乃思虑郁结心营，损于中焦，方用朱砂安神丸、天王补心丸、琼玉膏、清心莲子饮、孔圣枕中丹、甘麦大枣汤、柏子养心法（柏子仁、茯神、淮小麦、龙齿、龙眼、枣仁、莲子、朱麦冬、廉珠、南枣）宜矣。

心　标

营中气火阻塞，胆中而为蒙敝。热入心营，胆中蒙蔽，上则言语难出，下则二便少通，治以清络热，必兼芳香，开里窍以通神识。上则神呆不语，牙关不开，下则少腹气壅，二便阻塞，三焦邪阻，无形热闭，恐内闭外脱矣。心阳下注，热移小肠，小便闭者，乃表里郁热，宜龙荟、更衣，乃小肠火腑，非苦不通，非下不夺也。诸痛疮痒，皆属心火。

脾胃损

脾为雀啄，又如屋漏，如水之流，如杯之覆，无冲和气也。手撒脾绝，脾为己土，胃为戊土，戊阳己阴，阴阳之性有别也。脏宜藏，腑宜通，脏腑之体各殊也。况纳食主胃，运化在脾，而脾喜则燥，胃喜柔润。太阴湿土，香燥升而刚健；阳明阳土，得凉降而乃安。脏宜守为补，腑宜通为用，盖脾气下陷固病，即下陷而不运亦病矣，即不逆而不降亦病矣。脏属阴络，脾为己阴，腑属阳络，胃为戊阳，太阴是湿土，阳明为盛阳耳。六腑属阳，以通为用；五脏为阴，藏蓄为体也。四肢为诸阳之本，六腑秉传化之权，凡人饮食入胃，全赖脾真以运之，命阳以腐之，譬犹造酒蒸酿然。胃为卫之本，脾乃营之源，凡疏胃宜清，调脾宜补。脾属阴主乎血，胃属阳主乎气；胃易燥，全赖脾阴以和之；脾易湿，必赖胃阳以运之。故一阴一阳，互相表里，合冲和之德，而为后天生化之源也。

少阳为三阳之枢，相火煽胃，以熟五谷；少阴为三阴之枢，龙火蒸土转糟粕，而胃之纳、脾之输，是全赖火运之功也。故平水火者，清其源；崇培土者，塞其流。仲景谓脉弦胃减，大则病进。欲使脾胃气灵，当宗东垣升降疏补。仲景急下存津，治在胃也；东垣大升阳气，治在脾也；叶氏参麦敛液，治在胃饮也。越人谓上下交损，当治其中。东垣云背寒心热，此属上损；食减久虚，必当胃药。

《内经》以宗筋缓，属阳明虚，当宗此旨。治痿独取阳明，盖阳明为宗筋之长。阳明虚则宗筋纵，筋纵不能主束筋骨、流利机关也。暴崩宜温补，久漏宜清通。血脱必先益气，务使坤土旋和，而知味纳谷，方能中流砥柱矣。血脱必先益气，理胃又宜远肝。治膈者香燥辛温，久在禁内。然虽仿用，必谛审其阳微浊踞乃可耳。

丹溪谓类中良由东南气温多湿。湿生痰，痰生风，卒倒如中风状，故主乎湿。治痰须建中，息风可缓晕。水谷气蒸，运动失职，脾阳不健，清阳日陷矣。食不得入，是无火也，乃胃阴窃踞，胃阳式微，升降失司矣。食入即出是有寒也，乃胃中虚冷，浊阴上干，胃阳不旺，浊阴僭踞耳。脾阳不主默运，胃腑失其宜通，阴脏之阳不运，阳腑之气不通，若使辛热散气，徒逼胃阳外泄。清阳失其展舒，浊阴得以窃踞；清阳不得宣通，浊阴不能下走，升下陷之清阳，宣中宫之滞气。喻嘉言谓能变胃而不受胃变，苟非纯刚易胜其任；若非辛香雄烈，何以直突重围。

东垣云病久发不焦，毛不落，不食不饱，鼻色鲜明，脉沉弦，是为饮家。仲景谓饮咳甚，当治其饮，不当治咳。要言不繁，总以温药和之，更分外饮治脾、内饮治肾。《金匮》云不渴者，饮邪未去也。而饮属阴类，故不渴。又云渴者，饮邪欲去也。饮冲心震，亦如波感岳阳之义。《金匮》谓短气有微饮，当从小便去之。支饮入胁，为咳为痛。《内经》谓坐不得卧，卧则喘甚。而痰与气壅，此饮邪伏于至阴之界矣。积饮内聚，凌心之状，凄凄切切，似酸非酸，似辣非辣。悬饮流入胃中，令人涌噫酸水。喻嘉言谓浊阴上加于天，非离照当空，氛雾焉能退避？若附和其阴霾冲肆，逆则饮邪滔天，莫能制矣。用真武者，乃扫群阴以驱饮邪，维阳气以立基本。

丹溪谓腹中水鸣，乃火激动之也。《内经》以脾肺虚弱，则肠鸣腹满；《内经》以太阴所主，为积饮，为痞满。清阳不升，浊阴不降，是为嗳噫矣。吴萸汤入厥阴，拈出垂绝之阳，参甘大枣，震坤合德，以保后天生气耳。考古治胀名家，必以通阳为务，其攻泻劫夺，乃都为有形而设也。仲景于少阴篇，谓上下交征，关闸欲撒，用桃花汤者，堵截阳明也。阳败阴浊，腑气欲绝，阳明不合，关闸欲撒矣。肾为胃关。胃土开，肾主合，堵其谷道，修其关闸，桃花汤培太阴之开，收厥阴之合，少阴枢纽，自得和耳，理中者，是甲己化土，开法也；桃花者，乃戊己化土，合法也。先伤太阴，继伤少阴，关闸大开，痛泄无度，戊癸少火

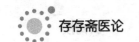

之机，命阳气蒸变之力，俾脾阳动而冀运，肾阴静可望藏。巢元方谓脾病困倦而嗜卧，胆热多烦而不寐。王叔和《脉经》云水流夜疾有声者，土休故也。人亦应之，夜卧则脾不摇，是脉之为数疾也。又云脾之在睑，睑动则脾能消化；若脾病睑涩，则多嗜矣。

以上越人谓上损从阳，下损从阴，上下交损，当治其中法也。当温补脾阳，方与四君、六君、异功、归芍、五味、归芪、生脉、归脾汤、资生丸、妙香散、六神散、参苓白术散、苓桂术甘汤、附子理中、参芪术附、露姜饮、真武汤、何人饮、霞天膏所宜也。

脾胃阴

脾失输化，肺无所资，当养脾胃之阴，俾中土宁，使金受益。阳明津液不司供肺，仲景谓阴气先伤，阳气独发，甘寒生津，辛温则谬。脾阴大虚，则胃家饮食游溢精气，全输于脾，不能稍留津液以自润，是胃过燥而有火矣。故欲得食以自资，稍迟则嘈杂愈甚，得食可以暂止。若失治，则延成便秘、三消、噎膈之症矣。左升属肝，右降属肺，中土既困，有升无降，胃土日败，肝木益横矣。厥阴上干，阳明失降，土为木克，脾胃俱伤。凡制木必先安土，理胃又宜远肝，治肝不应当取阳明。饮食如常，远柔用刚；中虚少纳，远刚用柔。中焦胃阳不振，下焦阴阳亦伤，当与两和，甘酸化阴。以上清养脾胃之阴，方用麦门冬汤、五仁丸、大半夏汤、十汁饮、茯苓饮。

治脾用甘温守补，治胃用清养通降；凡寒病之后顾脾阳，热病之后养胃阴。

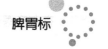

脾胃标

阴液涸，小水不通，胃脉逆，厌食欲呕，乃痢之疑症也。罗谦甫治便血，谓湿属阴，久郁化热，热入络，血必自下。经云阴络伤，血从下溢。不外风淫肠胃、湿热伤脾二义。每以平胃作主，佐入参、桂、归、曲、升、苓、芍、附、智、葛、干姜，得加炒地榆，以收下湿，应手而效。余则陷则举、热则清、滑则固、寒则温是矣。

《灵枢》云：能屈不能伸者，病在筋；能伸不能屈者，病在骨。汗出大渴，一身尽痛，苍术、白虎主之。胃中不能下行，肠中传导失司，溺黄便秘，当宣湿热，但不宜下，恐犯太阴变胀。经云：脏寒生满病，胃中寒则胀满。浊气在上，则在腹胀，太阴所至，为腹胀也。诸湿胀满，皆属于脾。气伤则肿，先痛而后肿，气伤形也；先肿而后痛，形伤气也。《内经》以肺主气化，肾主五液，悉归于脾，转输二脏，制水生金。故肿胀症，无不由此三脏也。

痞满在气，燥实在血。痞满六淫外侵，用泻心，以苦为泄；五志伤内，用苓桂术甘，以辛甘为散也。浊阴闭锢，非辛香雄烈，何以直突重围？狂之实者，以承气、白虎，直折阳明之火，生铁落饮，重制肝胆之邪。湿多成五泄，气行为泻，气滞为臌，当芳香燥土、淡渗祛湿。凡痛而痢，痢而痛，痛随痢减，此痛则不通、通则不痛之谓，仲景用芍药汤，通因通用也。凡痢而腹痛，按之痛减属虚，勿谓诸痛为实。《内经》曰：下者举之。徐之才曰：涩可去脱。

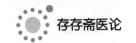

肝胆标

　　胆者，清净之府，无出无入，无汗、吐、下，惟主和解，立小柴胡即此义也。瘰病马刀，都从肝胆相火起。肝为将军之官，全赖肾水以涵之，血液以濡之，清肃下降之令以平之，中宫敦阜之土以培之，方能条达，否则病矣。诸风掉眩，皆属于肝。《内经》以五志过极，皆属于火。又以诸禁鼓栗，皆从火化。丹溪谓：自觉冷者，非真冷也，皆从肝经气俾不通之象。况上升之气，自肝而出，曲直作酸，而酸从木化。肝阳上郁，清窍为蒙。厥阴浊泛，胃阳欲绝，此属痛厥，必得通阳。经以木病从风，善行数变，或上或下，无有常处；或出或入，不知其由。《内经》有肝痛暴变之危，势显轻渺。夫肝胆有相火内寄，是病来迅速，亦肝用太过、动极之征矣。热邪深入厥阴，肢冷如冰，即《内经》谓热深厥亦深、内闭外脱矣。入肝必麻木，诸厥皆厥阴。古人集颠、狂、痫，以阴并于阳，阳并于阴互异，宜用极苦之药，冀其亢阳潜降。仲景谓肝病之威，克脾为胀，犯胃为呕。

肝　损

　　眼合肝绝，肝绝之脉循刀责责。呕绿水，神迷不寐，胃阳极虚，肝风大震，呵欠汗出，脱症现矣。肾气衰，不主摄纳；肝风动，清窍为蒙，下虚上实，计惟复脉纯甘壮水，胶、黄柔缓息风，俾刚亢之威一时顿息，非客邪速攻、纯虚重补也。阳冒不潜，风胜则动，所现上实，皆由下虚而肝忌。肝肾恶燥，乃肾阴弱，收纳无权；肝阳炽，虚风蒙窍。遵《内经》用滋填阴药，必佐介属重镇。乃介之潜之，酸以收之，厚味以填之，质重以固之耳。肾虚气攻于背，肝亏热解于心，用重镇以理其怯，填补以实其下。木失水涵，虚阳上泛，斯下愈虚而上愈实。阴液无以上承，厥阳燔燎不已。以厥阴绕咽上巅，少阴循喉挟舌也。阳气大虚，理宜温补，奈肝虚恶燥，温药难投，用辛甘化阳可矣。

　　五志阳气上扰，内风时动不息，此非发散可解，沉寒可清，与六气风火迥异，用辛甘化风，仍是补肝用意。肝胃阴亏，中阳不运，滋腻难投，用甘酸化阴。肝为起病之源，胃为传病之所，当养肝阴以熄虚风，补胃土以充脉络。脉至细数，细为脏阴之亏，数乃营液之耗；阴从下走，阳乃上潜，热过无汗。此至阴深远，且古人谓阴病不得有汗也。阳浮独行，内风大震；阴阳竭极，致成痉厥。肝血无藏，内风不息，上犯即呕吐，下犯即泄泻。仲景谓胃虚客气上逆，噫气不除也。用旋覆使胸中格阻之阳升而上达，佐代赭，使恋阳留滞之阴降而下行。

　　咳血之脉，左坚者，治在血分，乃肝肾阴伤所致。厥阴下利，宜柔宜通。产后忽腰腹大痛，或连膝跗足底，或引胁肋肩胛，此娠去液伤，络空风动也。

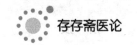

肾 标

东垣谓：阴火上冲，吸气不得入，胃脉反逆。此阴中伏阳而为呃，用滋肾丸以泻阴中伏热。丹溪谓：呃逆属肝肾之虚者，其气必从脐下直冲，上出于口，断续作声，此相火上炎，挟其冲气上逆，用大补阴丸以峻补真阴，承制相火。火升欲昏，片刻平复，皆五志阳动，风生龙相火先莫制。小便不通，肾阴伏热，非五苓、八正可投，当泻南方、补北方，即东垣治王善夫法。晨泄下血，无痛坠等因，此属肾病。寐则阳陷直降，下注而为遗泄，湿热下注，混摇精浊，非关心肾，乃阳不流行。小肠、膀胱为病，湿热下注，固涩无功矣。淋属肝胆，浊属心肾，以精门与溺窍异路，斯因胃中浊气，渗加膀胱，败精离位，瘀塞阻窍，而宿者去，新者又瘀矣。

败精，散者为膏，结者为砂，亦煮海为盐之义。凡滑者宜固，结者宜逐焉。凡滑涩互施，寒热并用，同气相求，古法载之。肿由下起，乃水失火而败也。三焦为决渎之官，膀胱为津液之府，而气不化水不行，三焦失泻，膀胱失渗，肿胀生焉。久利伤肾，宜柔宜通。

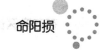

命阳损

命门绝而虾游鱼翔，阴阳枢纽生死之根。凡中风、呕吐、眩晕、喘衄、汗多亡阳，此阳脱也；泻痢、胎产、崩漏、下多亡阴，是阴脱也；痧胀、痞塞、霍乱、痉厥、脏腑窒塞，是内闭外脱也。阳脱于上，阴肿于下，即魂升魄降之谓。当补偏救弊，和协阴阳。

若已现见鬼目督，则难救矣。中风五绝，乃本实先拨，非外中之风，乃阴阳枢纽不交，是纯虚证也，与暴脱无异。虽有参附，难以挽回万一。

越人阴伤及阳，最难充复；寒则伤形，热则伤气。命门火衰，阳气欲绝，寒水鼓胀，用玉壶丹。胀势候晨至午颇减，日暮黄昏胀形渐甚，中焦阳微，足见一斑。此胀满在中，病根在下，仲景于产后失调，多从下虚起见耳。老人阳衰风秘，古法以半硫丸为首方。浊阴凝结，大便不行，成无己称谓阴结，用来复丹钱半，以分清浊。朝食暮吐，暮食朝吐，由命门火衰，不能熏蒸脾土，治宜益火之际，以消阴翳。杨仁斋谓：肾命之气，交通水谷。

命门火衰，方主家韭子丸、补火丸、四神丸、天真丸、玉壶丹、相国方、美髯丹、四逆丹、安肾丸、曼倩卫生方、当归羊肉汤、脾肾双补丸、救逆汤，辛甘化阳所宜也。

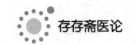

精 损

脉极虚亦为劳，因纵欲之伤。肝肾之阴不能自立，当以血肉滋填，若投草木，声气决不相应。经曰：形不足者，温之以气；精不足者，补之以味。以眠食如常，惟少神少力，与脏腑无涉也。精之藏在肾，精之主在心。阴精上蒸者寿，阳虚下陷者危。褚氏谓：为难名之疾者，病伤可复，精损难复也。阴气走泄于下，阳气郁冒于上，当从阴引阳，从阳引阴，大封大固，以收散越蛰藏为要耳。有形精血无形神气交伤，大旨补阴宜填，安神宜静。白淫时出，清冷稠黏，此非关心肾湿热，乃精关滑脱，下无收摄也。治当使督任有权，漏卮自已。

以上皆精亏髓虚，填心固精丸、天真丸、聚精丸、大造丸、胶髓有情法，诸法得宜也。

奇经八脉损

阴阳维主一身之表里，犹乾坤也；阴阳跷主一身左右之阴阳，如东西也；任督主身前后之阴阳，若南北也；带脉横束之脉，譬主六合也；冲隶阳明。经云：冲脉动而诸脉皆动。冲脉者，男子聚精、女子系胞之所也。脐下动，气如梭，此关元内空，冲脉失养也。男子下血日久，骨肉消枯，亦治八脉，如女子崩漏治法同义。气不收摄，肾关失固，当峻补奇脉之阳，非升、柴能举其陷。下焦气壅，行动作喘，坐不得卧，水泛痰多而脉来极虚，但饮食如常之别，用黑锡丹镇怯获效。

虚　损

　　虚损一症，经义最详。《内经》论五脏之损，治各不同。越人有上损从阳，下损从阴，上下交损，当治其中。其于针砭所莫治者，调以甘药。《金匮》遵之而立建中汤，急建其中气，俾饮食增而津血旺，以致充血生精，复真元之不足，但用稼穑作甘之本味，而辛酸咸苦在所不用，盖舍此别无良法可医。然此但能治上焦之损，不能培下焦之阴。叶天士引而伸之，用三才、复脉、固本、天真、大造固摄诸方，平补足三阴法，为兼治五脏一切之虚，而大开后人聋聩，可为损症之一助也。

　　《金匮》云：男子脉大为劳。乃气分泄越，思虑郁结，心脾之营损于上中，营分顿萎矣。用归脾、建中、四君、养营、五味、异功等法所宜也；脉极虚亦为劳，因纵欲之伤，肝肾之阴不能自立，与六味、八味、天真、大造、三才、固本、复脉、平补三阴，固摄诸法所宜也。

　　凡久虚不复为之损，损极不复为劳，三者相继而成也。大约因烦劳伤气，思虑郁结，心脾之营损于上下，当治上，用甘凉补肺胃之清津；治中，用柔润养心脾之营液，或甘温建立中宫，不使二气日偏，营卫得循行之义。又因纵欲之伤，肝肾之阴不能自立，以致成损，当治下兼治八脉，须知填补精气精血之分，益火滋阴之异，或温煦奇阳，静摄任阴之妙；若因他症失调，蔓延而

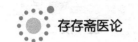

致，必认明原委，随其机势而调之。

其视症必分体质之阴阳，从上中下见病着想，传变、先后天为生死断决。若逐节推求，一一有根荄可考，非泛泛凑用几味补药为治也。

大肠痈

此症由虚火内燥，庚金为痔漏、肠痈、脏毒，或由煎炒炙煿太过。其现症恶寒、发热、心烦、能食、脉沉伏，腹偏右痛拒按，作响有声，右腿屈而不伸，痛便脓血，脓血既至，是其候矣。右尺必洪数，作响有声。有腿屈不能伸，是与下利有别。此症难许收功，当与《千金》牡丹皮汤（紫丹皮、生芪、当归、金银花、赤芍、地榆、槐花、生甘草）。幸愈，脓尽不痛，用脏连丸（猪大肠、川连）加人参固本丸，其丸用五仁汤送下收功。

小肠痈

此症由于心火下注，小肠久受其郁而为毒。以心与小肠为表里，亦必有恶寒、发热、能食、心烦、脉沉伏，腹偏左痛，肠间汩汩有声，左腿屈而不伸，小便下利脓血，用《千金》牡丹皮汤（紫丹皮、当归、赤豆皮、紫丹参、赤芍、黄芪、木通、甘草梢）。幸愈，脓尽不痛，用猪苓汤下天王补心丹收功。

疝

疝本厥阴，与肾经无干。如有湿热，外为寒束，不得疏泄，作痛，左痛为小肠，右痛为疝气。寒疝，腰内痛引睾丸，屈而不伸。小肠气，脐旁一梗，升上吊痛，均用吴茱萸汤、四逆汤、金铃子散，加小茴香、荔枝核、橘核。

狐疝，昼气出则囊肿大，夜气入则稍安，少无所苦，用补中益气。筋疝，茎中挺胀不堪，与炒黑大豆汤（甘草梢、黑大豆）。水疝，阴囊肿大，阴汗不绝，三妙丸（川柏、苍术、牛膝）、升阳除湿汤。气疝，怫郁悲哀则大，舒畅欢乐为消。癫疝、顽疝也，虽大无苦，亦无治法，丹溪谓能戒酒色，久久自愈。血疝，因跌仆损伤，睾丸偏大，有时疼痛，中有瘀血，宜于夜分一手托上，一手按下，弄百回，匝日可愈。木肾气者，睾丸如木，不知痛痒，用葱姜不拘多少，每日熏之、洗之，久久自愈。

鼻衄

鼻衄属心肝郁火。肺郁气火，左寸脉数者，犀角地黄汤加黑蒲黄、川牛膝；左关脉数者，龙胆泻肝汤加韭汁、童便；右部数大，肺火郁迫，主缪仲淳降气不必降血，苏子降气汤。

此症总以心肝郁火，肺中气火，脉之部位见数大用药，当有验矣。

牙衄

上四门属心火，犀角地黄汤；下四门属肾火，知柏地黄汤加牛膝、元参；上两个虎牙属脾火，凉膈散；下两个虎牙属胃火，白虎汤；右上槽牙属肺火，白虎汤；下四槽牙属大肠，榆槐丸加侧柏叶、木耳；左上四槽牙属肝火，泻肝汤；下四槽牙属胆火，泄少阳法。

眼

瞳神属胆，黑珠属肝，黑珠眶（名黑轮）属肾，白珠属肺，上泡属脾，下泡属胃，大眼角（名大眦）属大肠，小眼角（名小眦）属小肠，目疾不越风寒伏火。肿者风胜，必兼微痒而泪多，风郁散之，荆、防、杏、苏、蔓荆子、蝉衣、白芷、菊花、桔梗、葱须；寒者必多痛，加羌活、川芎；火者多红，加四苓散、羚羊角、赤芍，三法参用，不可用凉药，当遵风郁散之、寒散之、火发之。久则云翳，用木贼草、密蒙花、谷精草、草决明，服养肝阴之味。若无外因而痛，从肝风头痛，当养肝肾之阴。若无因而失明者，此属内障，当峻补真阴，大滋肝肾。其风火劳伤，久烂不愈，用二百味草花膏（即羖羊胆贮蜜风干）每日搽之，可愈。

耳聋　杂证

耳开窍于肾，知柏地黄、虎潜、枕中、补心等方，虚者养肝阴。亦有肝胆郁火而气闭，金铃子散、逍遥散、泻肝汤。虚者养肝阴；肺虚气闭者，开降法；虚者补中益气。胎聋、老人耳聋，皆不治。

鼻渊，此属肝胆，当从肝郁、肝火、肝风、肝气治之。

瘰疬马刀，此多从相火而起，消瘰丸为主方，蒸元参（去心）、贝母、生牡蛎，余随症佐之。

痔漏、肠痈、脏毒，属虚火内燥庚金，治法不越益气、驱火、养阴、解毒，其脏连、榆槐、芩芍、知柏佐之。

粪从口出，蜣螂虫为引，以自吐屎，合五倍子焙灰服。

痛风，肩背大痛甚，用葱姜作饼，热熨之，方与当归桂枝合玉屏风散。

阴吹，前阴泄气，名曰阴吹，补冲脉。

梅核气，属肾虚，补冲脉。以少阴循喉挟舌，郁者开降，以肺主升降也。

喉痹，紧急不可用药，以白僵蚕一二两煎服，效。

产后玉户裂伤，浸水溃烂，用白及、炒黄柏、紫苏汤洗，拭干，以龙骨、诃子、烂蜂壳为末药掺之。

阴挺，女人阴挺出寸余，由于心火下注。人虚脉弱，清心火、养肾水；实人强壮，芩连、知柏加四物。

真头痛、真心痛，旦发夕死，夕发旦死，与痧胀相似，面青紫、爪青黑，不可乱指，寒热混论，以陈佛手汤服，通降顺气而已，然欲挽回难矣。

鼻瘜，草麻子一粒，丝棉裹塞之。

阴中生虫，女子湿胜，玉户中生虫，痛痒不已，用熟猪肝切成条，塞入，虫即伏于肝上，俟不痛痒则愈矣。

颠顶中麻，甚至手足麻，甚至心，必死，用人屎焙灰，生豆腐浆调服。

调　经

经水先期而至，属气虚；后期而至，属血虚；淡红少者，气亏；血少紫色有块者，火旺；兼瘀如烟尘豆汁，乃血中之火旺极。心主血，肝藏血，脾统血，凡有所伤，皆能致病。治法重胃、重冲脉、重心脾，皆生化之源也。《内经》血枯，治之以乌鲗骨（即海螵蛸）藘茹（即茜根）丸，以雀卵，饮以鲍鱼汁。此症按奇经八脉为要，次重调肝。因女子以肝为先天，阴性凝结，易怫郁，郁则气滞血滞，而木病必妨土，故治重脾胃也。余则血虚养之，血热凉之，血瘀通气，气弱补之，气滞疏之。

气血滞，脉虚，面黄痿瘁，腹痛经迟，理阴煎、归脾汤、归芪建中汤、当归桂枝汤加生毛鹿角、生香附、艾叶、益母、小茴、山楂之类，此心脾温补法也。若脉弦，口苦，寒热往来，经期不调，用逍遥散加柏子、泽兰、益母、郁金、芩芍丸（黄芩、白芍），金铃子散加当归、韭白汁、山栀、山楂肉、丹皮、小茴、金橘叶、桃仁、青皮、绛香末，此厥阴之标治也。养肝阴，与三

才、复脉、大造加鸡子黄、丹参、琥珀末、炒牛膝。温奇经，宜
理阴煎加故纸、人参、当归、艾叶、鹿霜、益母、苁蓉、云苓、
桂、附子、小茴、紫石英，此小腹常痛，下焦常冷，脉症阳微之
治也。雄乌鸡丸（雄乌鸡、大生地、女贞子、阿胶、茯神、天冬、
牛膝、米醋、白芍、知母、童便、青蒿汁、茺蔚、米醋一、醇酒
二，与药熬，和阿胶收膏）每服五钱，皆由骨蒸劳热，五心烦热，
火升干咳，脉弦色瘁，肝阴损怯，干血劳证而设也。

倒经者，从口鼻而出，先与苏子降气（苏子、绛香末、丹
参、川斛、郁金、炒桃仁、丹皮、牛膝），继与乌骨鸡丸。其血
蛊腹大，经闭而肿胀，用大针砂丸。或经断，腹胀，跗肿，左弦
右涩，气冲左胁而痛者，金铃子散合牡蛎泽泻汤加桂、苓，愈后
益母八珍丸调经。或在血分，脉左实大，与制军、桃仁泥、川牛
膝、桂心、老姜渣，下回生丹。或在气分，脉右实大，乌药顺气
散（乌药、香附、当归、青皮、郁金、延胡、赤芍、五灵脂），
下回生丹治之。

石瘕肠覃，经断之后，腹渐大如孕，壮盛者小水长，半年后
消；虚怯者，必成肿病。其脉细涩，乃始因经行时寒气自前阴而
入，客于胞门，致经凝聚而不行，名曰石瘕。经行时，寒气自肛
门入，客于大肠，腹大如孕，经凝难行而短少，似胎漏者，脉至
涩细，气血壮盛，半年消；虚怯质弱，必成肿病，名曰肠覃。俱
照癥瘕门仿佛治之。

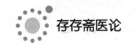

带 下

有赤、白、黄三色。赤属血，兼阴虚、兼火治之；白属气，兼阳虚、兼补气治之；黄属湿，兼脾气、兼痰治之。久则从奇经治，赤者以心肝为主；心者，心脉虚数，多惊少寐，神志恍惚，怔忡，火升君相火亢，下虚上实而带下者，当清心火，朱砂安神丸加人参、茯神、石莲子、朱砂拌麦冬；脉虚大无力而不数者，水壮则火熄，毋汲汲以清心，用桑螵蛸散加川断、杜仲、五味子、金樱子、茯神、当归；脉症无阳象，而现虚寒带下者，妙香散、归脾汤、理阴煎、甘麦大枣汤加阿胶、牡蛎；肝虚则脉来弦数，多怒神漾，眩晕泛呕，此五液走泄，肝风内震而带下者，用重镇以理其怯，填补以实其下，宜平补三阴法（熟地炭、茯神、莲子、阿胶、芡实、山药）加山萸、川断、桑螵蛸、杞子、杜仲、苁蓉、龙骨、白芍、牡蛎、柏子仁，再加乌骨鸡、鹿茸、河车，再入人参、云苓、紫石英治之。

奇阳损伤带下者，必现腰酸脊楚，骨骱尽痛，下焦常冷。褚氏谓病损可复，精损难复。况女子以肝为先天，八脉最要，刚如肉桂、附子，柔如熟地、五味以治其虚。不知奇络之治，是愈治愈最矣。今与通奇脉而不滞，兼血肉以有情，用斑龙意（鹿茸、鹿角胶、杞子、生沙苑、小茴、生杜仲、淡骨脂、鹿角霜、生菟丝、桑螵蛸、紫石英、海螵蛸、禹余粮），气虚加人参、炙甘草、茯苓，阴阳并虚加苁蓉、当归、柏子仁、白芍、黑芝麻、三角胡麻。带下不止，用震灵丹，每服一钱五分。通则达下，涩可固

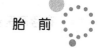

脱，不使偏寒偏热也。

有肝郁失畅，气火遏抑，精道遂逆，下陷为带，用加味逍遥散（茯神、白术、白芍、当归、柴胡、甘草、丹皮、栀子、薄荷）；久与固阴煎（人参、山萸、五味、远志、熟地、山药、菟丝子、炙甘草）。火甚口苦，肝脉数大，用龙胆泻肝汤，继与虎潜丸。或湿热下注，脉来滑数，烦渴多热，此胃中水谷浊气，下注带脉而下者，用知柏地黄汤、下威喜丸。有音低少力，神衰色薄，脉来微细，此元气虚弱，带脉不摄，用归脾汤、补中益气汤。若阳气虚寒，脉至微涩，腹痛多寒，而带脉虚下者，家韭子丸加附子、云苓、小茴、姜治之。

以上心、肝、奇经、胃气衰、阳虚六病，治以清、滋、温养、益气四法，审明脉症，必可奏功矣。

胎　前

胎系冲脉。冲脉者，男子聚精、妇子系胞之所也，而所重在肝、脾、胃三经，因肝藏血以护胎，若失荣养，则胎无荫矣。如胎漏、胎坠，漏则八珍加阿胶、丝棉灰，坠加纹银青苧，其黄芩、人参、川断、白芍、苏子、杜仲，皆可佐入。肝主升，肝气横逆，胎亦上冲。症现痞满呕恶，攻冲胁胀，不食不饥，名曰恶阻。最怕上攻，凉血用芩芍丸，顺气加砂仁、苏子、二陈，是必佐入，或加蒌皮、川楝可矣。

又胎带系于脾胃，脾气过虚，胎无所附，滑堕难免，症现子肿腹胀，故四君、香苏饮（香附、陈皮、桔梗、苏梗、青皮）加腹皮、砂仁所必用。至胃为水谷之海，全赖谷气精化，养身护胎，症见燥渴多烦，少寐少食，当养肺胃之阴，有心火加生地、元参、石斛、麦冬、知母；若郁火之温胆，加山栀、石斛；或肺火之甘桔汤，加山栀、桑叶、地骨皮、甘草、连翘、贝母、云苓之类。

其外殒胎不下，浊气扰动，晕厥呕逆，腹满坚硬，二便不通，此皆有形有质之阻，若不急为攻治，必浊瘀上冒，必致败坏，即用张子和玉烛散意（当归、青皮、芒硝、川芎、腹皮、茺蔚），调服回生丹一粒。

凡验殒胎，舌青唇赤，子死母活；唇青舌赤，母死子活；唇舌俱青，母子俱死；唇舌俱红，母子无恙。胎前治法，大略养阴，如固本、复脉、四物、三才、补气、归脾、四君、五味、异功，其清热之芩、芍加知母，顺气之香苏、二陈加砂仁，是必佐入。余则有邪祛邪，有火治火，阴亏则清滋，阳虚用温补，或用杂症，仍照本门治之，其破气散血之药，勿得妄投。

产　后

《金匮》云：新产妇人有三病，一曰病痉，二曰病郁冒，三曰大便难，各虽不同，其为亡血伤津则一。凡产后所有之病，即此推之可矣。张璐玉云：产后元气亏损，恶露乘虚上攻，眼花头晕，神昏口噤，或心下满闷，或痰涎壅盛，急用热童便主之。或血下过多而晕，或神昏烦乱，用芎归汤加人参、泽兰、童便，是兼补而散之。

　　败血上冲有三，或歌舞淡笑，或怒骂坐卧，甚至逾垣上屋，此败血冲心，十难救一，用花蕊石散、琥珀黑龙丹。如闷乱不致颠狂，失笑散。若饱闷呕恶，腹满胀痛，此败血冲胃，五死五生，五积散、平胃散加干姜、肉桂，不应送来复丹。呕逆腹胀，血化为火，金匮下瘀血汤。面赤呕逆欲死，或喘急者，此败血冲肺，十全一二，用人参苏木，甚加芒硝荡涤之。产后口鼻起黑色，而鼻衄者，是胃气虚败而血滞也，急用人参、苏木，迟则不救。

　　丹溪谓产后当大补气血，即有杂症，以末治之。是血虚不得发表。景岳谓既有表邪，不得不解；既有火邪，不得不清；既有内伤停滞，不得不开通消导，不可偏执。新产汗出眩晕，胸痞腹痛，此恶露瘀滞，务宜宣通，炒山楂、延胡、牛膝、赤芍、郁金、丹参、益母、童便。虚弱者，冲脉为病，奇脉结实，古人苦辛芳香以通脉络。虚者必辛甘温补，佐入通利，务在气血调和，病可痊愈，用膏加散（生地、生姜）。此苦辛偶方，加□□以通外，琥珀以通内。又回生丹取醋煮大黄一味，药入病所，不碍受病之处，二法入络，故效。

　　或痛由腰起，攻入少腹，心胀脘痛，此冲任督脉空虚，奇经气阻，通因一法，古贤定例（首乌、山楂、丹皮、当归、泽兰、川断），或用辛甘理阳（炒当归、柏子仁、苁蓉、炒杞子、小茴香、茯神），再加河车、鹿霜、紫石英、白茯苓、理阴煎、当归羊肉汤。有阳维为病苦寒热，阴维为病苦心痛，亦用此方。

　　或现浊阴上逆，恶心不食，冷汗烦躁，脉无神，神倦欲昏，此阳气走泄，阴气不守，已现暴脱之症，岂遑论及标本，参附汤（人参、五味、附子）加干姜、童便。有产后动怒，气血皆逆，痛呕不卧，俯不能仰，面肢俱冷，口鼻气塞，痛自下而冲上，此属瘕疝厥痛，朱南阳攻浊法（老韭根、归须、小茴、山甲、两头尖、川楝、乳香）。少腹坚膨，因血去太多，络空无血，气乘于中，结聚癥瘕之累，理阴煎、斑龙丸。

有产后浮肿，腹至满大，按之则痛，此气散弥漫，气凝血滞，与肾气汤，取其气不浊，调琥珀末五；或胀势侵晨，至午颇减，日暮黄昏胀形渐甚，中焦阳微，此胀满在中，病根在下，仲景于产后失调，多从下虚起见，六味去山萸加当归、白芍、附子、小茴，煅炭煎；兼温热者，小温中丸。产后忽腰腹大痛，或攒膝跗痛足底，或引胁肋肩髀，此娠去液伤，络空风动，昔贤谓按之痛减属虚，勿道诸痛为实，归芪桂枝汤，甘麦大枣汤加阿胶、白芍、熟地。产后骤脱，参附救逆汤，挽阳固气。

今头痛汗出口渴，乃阳气上冒，损在阴分，凡开泄则伤阳，辛热则伤阴，俱非新产郁冒之治，以细生地、牡蛎、茺蔚、阿胶、黑山楂。脉虚无神，日晡戊亥，神乱昏谵，此阴气走泄，阳从上潜，阳明胃衰，厥阴肝横，心下格拒，气干胆中，若恶露冲心，则死矣。回生丹酸苦泄热，直达下焦血分，用过不应，凉非瘀痹。而初由汗淋发热，若外感风邪，岂汗不解，此热之昏乱，即仲景之新产郁冒也。倘失治，必四肢牵掣，如惊如痫，则危矣。从亡阳汗出谵语，用救逆法（桂枝、龙骨、炙甘、牡蛎、附子、姜枣，去蜀漆）合甘麦大枣，加人参、龙齿、枣仁、柏子仁、茯神、远志、桑螵蛸、紫石英。有嘈杂、消渴、心痛、喉干、眩晕、惊悸、肢麻、暮热，皆阴伤于下，阳越于上，上实下虚，最虑痉厥。否则久之，轻则奇损带淋，重则髓枯蓐损，宜乌骨鸡丸（乌鸡、熟地、阿胶、莲子、茯神、天冬、人参、麦冬、柏子仁熬膏），或加杞菊、归圆、三才、固本、复脉、桑螵蛸之类。

治奇经八脉，为产后扼要。紫石英入冲脉以镇逆，龟板、鹿茸入任脉为静摄，鹿茸胶、霜入督温煦，归、茴入带宣补，而阴维阳维、阴跷阳跷，归芪桂枝汤为用。外因则风温入肺，苇茎汤；遇寒腹痛，当归桂枝汤；暑邪上干，六一散、荷米煎（莲子、薏米、冬瓜皮、西瓜翠衣、竹叶、通草、鲜地、芦根）；湿伤脾阳而饮阻邪气，用苦温淡渗；热蒸化燥而胃阻肠痹，清滋润燥；阴亏热乘，惟以育阴；邪入营疟，轻清和解。

此产后第一要辨明虚实，再分标本，再调气血，再理营卫，再培脾胃，一一寻源探本，填母以逐瘀为了事，勿以温补为守经也。

临产催生，佛手散（龟板一两、当归五钱、血余五钱、川芎八分），气虚加人参、黄芪，滑加牛膝、冬葵子；交骨不开，干涩不下，亦有头顶产门不下，加柞木二两；若横生逆产，死胎烂胀不下，用艾加小麦，火灸右足小指三炷。已产，上床服生化汤，以断瘀血后患；上床血晕，即烹醋与闻。

胎衣不下，当归、滑石、木通、桂心、川芎、牛膝、枳壳、冬葵子，兼服失笑散。胎衣不下，乃血流衣中，胀满之故，治之稍缓，必冲心而死，急将脐带断之，以物坠住，使子血脉不潮入胞，则胞自萎缩而下，或淹涎数口，亦不害人，不可妄信收生者，用于法多，有因之而损者。

小产，于月内丝棉一两，磁罐内烧灰，每早空心酒下，月内食尽，下次永不再堕。兼服六物丸（人参、焦术、杜仲、茯苓、熟地、炮姜）。

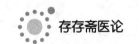

崩　漏

　　如脉微食少，气弱周身挚痛，肢渐懒举，此气不摄血之证，归脾汤加杞子、沙苑。脉数消渴，是阴伤阳乘，甘麦大枣汤加当归、茯神、白芍。或脾胃久伤，面黄食少，积弱脉细，今忽暴崩，询现，无热，非滋腻可投，恐下焦未得其益，而中土先已受戕，当与仲景理中汤（干姜、白术、炙草）。是血脱益气之法，乃脾不统血之让。以上两条皆治脾胃，即暴崩暴漏，宜温宜补之法。

　　再讲正治奇经脉络，有静摄任阴、温煦奇阳二法。先辨任阴脉证，有阴衰阳动，五液皆涸，心摇腹热，食过如饥，阳升少寐，多惊多悸，此阴血下注，内风汤沸，由阴损及乎阳位，脂液枯槁，延为瘵疾，脉必细数，当与龟鹿法（龟板胰心水浸、秋石、牡蛎、鹿霜、阿胶、柏子仁、人参、锁阳），或加二至（冬青、旱莲），或复脉（炙甘、生地、阿胶、桂枝、人参、麦冬、麻仁、枣、姜）加河车、山药、桑螵蛸散，欲厥加川楝、虎潜丸，大补阴丸，三才加阿胶、鸡子黄、茯神、鹿茸、大白芍、紫石英，或加阿胶、知母、枣仁、茯神、黄柏、白芍、人乳粉，此静摄任阴之法也。

　　再论温煦奇经，有经漏如崩，形瘦肤干，畏寒阳微，少腹膨痛，腰脊痿弱，而下焦肝肾亏损，冲任奇脉交空，当益气以培生阳，温固以摄下焦，用八珍加艾叶、紫石英、制香附，或加紫河车、鹿角霜、杞子、杜仲、炮姜、羊内肾、沙苑、苁蓉、官桂，

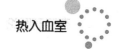

或再加盐味就下，以济涩秽浊，引道同气相求，乌鲗骨丸治之。此温煦奇阳之法。

久漏络伤，阴亏阳亢，用三才、二至加阿胶、白芍、穞豆衣、煅牡蛎、细子芩、盐秋石，或三角胡麻、黑壳建莲，摘而用之，再服乌贼骨丸，愈后服斑龙丸。以上二法，即久漏久崩宜清通，乃血去阴亏之法也。

有血崩脉涩，食少多怒，此属肝郁，遵《内经》木郁达之，人参逍遥散（去柴、术、草、当归、茯苓、白芍、薄荷，加桑螵蛸、杜仲）。或漏久风餐血者，赤石脂禹余粮丸加人参、乌梅、木瓜、茯苓。有奇经血滞，几月一崩，紫黑豚肝暴下。而冲为血海，久积瘀聚，有一得不下之理，此属奇经络病，与脏腑无与，柏子、黄芩、细地、泽泻、青蒿根、樗根皮。

以上三条崩漏标治，标本三病，当明辨之，权变融通之法也。崩漏一症，必认明暴崩暴漏，宜温宜补，重在心脾；久漏久崩，宜清宜通，重在肝肾。其静摄任阴、温煦奇阳，重在冲任也，再辨肝郁脾泄之标固，治法当有权据也。

热入血室

此症皆伤寒门、瘟疫症中之病，其症经至经断，昼夜昏狂，谵语，当辨热入之轻重，血室之盈亏，或寒热表邪未解，或经来或适断，而昏谵者，必与小柴胡合乎和解，提出少阳之邪。若热甚而血瘀者，小便利，大便黑而谵狂剧重者，脉来弦大，此蓄血如狂，男女有之，宗桃仁承气，下尽黑物则愈。

有适当经断而病者，热因血水空虚而陷入，用犀角地黄汤。有热病而投凉药太过，脉必涩小，气机至钝者，不妨藉温通为治法，以桂枝红花汤（桂枝、红花、归尾、赤芍、桃仁、川牛膝）。昏狂无制，昼轻夜重者，牛黄膏。气血燔蒸，日烦夜昏，玉女煎。阴阳虚，用复脉汤护阴涤热，缓攻与参麦散加生地、丹参、白芍、赤芍、泽兰。如痰壅上脘，昏冒不知，当先化其痰，后除其热，此所谓急者先除也。